DE LA NATURE

ET DE

L'USAGE DES BAINS.

DE LA NATURE

ET DE

L'USAGE DES BAINS.

Par HENRI-MATHIAS MARCARD,

Médecin du Duc de Holstein-Oldenbourg, Membre de plusieurs Académies, et Correspondant de la Société de Médecine de Paris.

TRADUIT DE L'ALLEMAND

Par Michel Parant, Docteur en Médecine.

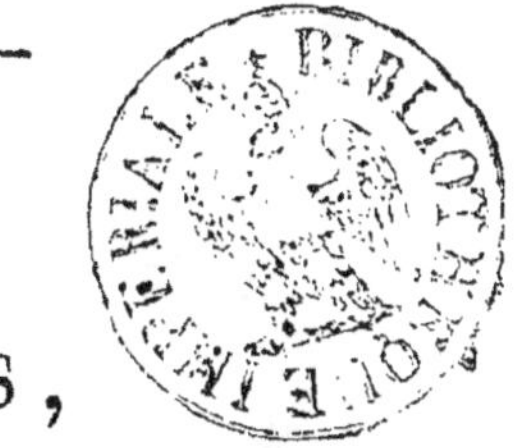

A PARIS,

Chez Croullebois, Libraire, rue des Mathurins-Sorbonne, N°. 398.

Et au Magasin de Librairie, Cloître St.-Benoît, N°. 357.

AN IX. (1801.)

PRÉFACE DE L'AUTEUR.

Lorsque j'entrepris, en 1780, de donner une *Description de Pyrmont*, mon projet étoit de ne parler que des bains de cet endroit; mais pour traiter à fond d'un bain d'eau minérale, il est nécessaire de connoître d'abord les propriétés générales des bains, en commençant par celles de l'eau simple, sous cette forme. Je cherchai donc un écrit qui pût servir de base à mon travail. Dans l'immense Littérature Allemande, je ne trouvai rien qui pût à-peu-près convenir au but que je me proposois. Les Ouvrages étrangers, que je parvins à me procurer, me parurent plus satisfaisans, quoique pas aussi complets que je le désirois; je me vis donc dans la nécessité de m'occuper moi-même de ce travail et d'en traiter à fond. Dans les années 1782 et 1783, j'avois conçu cet Ouvrage comme une introduction au sixième livre de la *Description de Pyrmont*, et toujours par rapport aux eaux minérales de cet endroit. Deux grands voyages, d'autres obstacles , et enfin mon changement de domicile d'Hanovre à Oldenbourg , m'ont empêché, pendant cinq ans entiers, de m'en occuper. Lorsque je voulus reprendre mon travail, après ce tems, pendant lequel j'avois observé, réfléchi, et lu autant qu'il m'avoit été possible , et vu beaucoup d'établissemens de bains dans les pays les plus éclairés de l'Europe, mon premier écrit ne put plus me satisfaire, et je le recommençai dans les années 1788 jusque 1790, toujours en liaison avec la *Description de Pyrmont.*

Depuis ce tems, j'ai trouvé plusieurs raisons pour séparer le traité des bains en général de ce que j'avois de particulier à dire sur Pyrmont. D'ailleurs, un volume n'eût pas suffi, les additions l'eussent emporté sur l'ouvrage principal, et la *Description de Pyrmont* eût été trop étendue. Je pris donc la résolution de consigner, dans un écrit particulier, ce que j'avois d'abord à dire sur les bains simples, de recommencer conséquemment mon Ouvrage pour la dernière fois. Mon dessein étoit en partie d'avoir une occasion d'en changer l'ordre, de traiter des bains chauds, d'après une autre méthode, de commencer par ses effets les plus probables, ainsi que je l'ai fait pour les bains froids, dont je me suis occupé plus tard; et puis, je désirois retrancher des répétitions, et corriger des défauts qui y sont encore maintenant. D'un autre côté, j'ai eu par-là l'occasion de réfléchir davantage sur plusieurs choses, de tenter de nouvelles expériences, et de multiplier mes lectures. Le Conseiller Heyne m'ayant donné la facilité de parcourir la superbe bibliothèque de Gottingue, il est difficile aussi qu'aucun Ouvrage un peu important sur cette matière, ait pu me rester inconnu.

Mais la question étoit de savoir à quelle époque je pourrois terminer un pareil Ouvrage, dont je fusse pleinement satisfait,

ce qui étoit bien difficile à travers un
grand nombre d'obstacles et d'occupations
qui m'empêchent toujours, au moins pendant la moitié de l'année, de me livrer au
travail du cabinet. Je vis bien qu'il se passeroit au moins quelques années avant
que je pusse finir, et cet écrit, attendu
depuis si long-tems, contenoit beaucoup
de choses utiles, dont la connoissance
prompte étoit toujours de quelqu'avantage. Je me rappelai cet adage si vrai,
Que le mieux est ennemi du bien. Malgré cela, j'hésitois encore, quand je lus,
dans un article plein de connoissances et
de vérités, de la *Gazette littéraire de
Gottingue*, que le retard des Savans à
donner leurs productions, par le désir de
présenter quelque chose de plus parfait,
étoit souvent la cause qu'ils ne donnoient
absolument rien au public, et qu'enfin un
autre parcouroit la carrière sans avoir les
moyens suffisans.

Tels sont, à-peu-près, les motifs qui
m'ont décidé à livrer cet Ouvrage à l'im-

pression, après l'avoir simplement parcou-
ru, et y avoir intercalé quelques pensées
nouvelles, des observations, des correc-
tions, et rectifié des dates; n'ayant eu pour
ce travail qu'environ deux mois, pendant
lesquels j'ai eu un grand nombre d'autres
occupations.

AVIS DU TRADUCTEUR.

Un Ouvrage sur la Nature et l'Usage des Bains, entièrement fondé sur l'expérience, manquoit à la Médecine Françoise ; celui de M. Marcard remplira ce vide.

J'ai cherché, en le traduisant, à rendre toujours exactement le sens, et, autant que possible, les propres expressions de l'Auteur. J'ai voulu être clair, même aux dépens du style.

Cet Ouvrage ouvrira une carrière étendue aux observateurs ; c'est dans les hôpitaux sur-tout qu'on peut la parcourir avec succès.

La Médecine Allemande est riche en excellens Ouvrages : l'accueil qu'on fera à celui-ci m'encouragera dans le dessein que j'ai d'en faire connoître quelques-uns.

DE LA

DE LA NATURE

ET DE

L'USAGE DES BAINS.

CHAPITRE PREMIER.

Coup-d'œil sur l'histoire des bains; idée du bain; différence des bains; leur division d'après le degré de chaleur.

Il seroit bien inutile de faire des recherches sur le tems et le lieu où les hommes ont commencé à se baigner; l'usage des bains, qui est de l'antiquité la plus reculée, prend sans doute son origine dans les climats chauds de l'Asie, ce berceau de l'espèce humaine.

Les bains étoient très-usités chez les Égyptiens, et les Grecs en parloient déjà dans les tems fabuleux de leur histoire; il n'est donc pas probable que l'invention des bains chauds appartienne aux Lacédémoniens, comme ils le prétendent, et comme on voudroit le prouver par le nom *Laconici*, donné aux bains Romains.

Généralement, les peuples de l'antiquité se baignoient beaucoup, le plus souvent, il est vrai, dans les rivières ; mais les bains domestiques chauds étoient aussi en usage chez eux. Homère en parle dans plusieurs endroits de ses poëmes ; il fait raconter à Ulisse que Circé l'avoit délassé de ses fatigues en lui préparant un bain d'eau chauffé dans un métal éclatant.

Hyppocrate, le plus ancien des médecins qui aient écrit, parle souvent des bains comme d'un remède très-usité et très-utile dans un grand nombre de maladies. Celse nous apprend qu'à Rome, dans les premiers tems, on craignoit les bains, mais qu'Asclépiade, dont il étoit le disciple, les ordonnoit avec beaucoup plus de hardiesse. L'on sait à quel point ils étoient usités dans cette ville et dans toute l'Italie, à mesure que le luxe y fit des progrès. Tacite dit que les Allemands, nos ayeux, se baignoient de préférence dans l'eau chaude : par ce qu'ajoute cet historien, l'hiver règne dans leur pays presque toute l'année.

Plusieurs causes ont dû restreindre l'usage des bains ; 1º. les irruptions des Barbares, ensuite l'usage du linge, qui a dû rendre moins fréquent les bains de propreté. A l'ouest et au nord de l'Europe, on se baignoit très-peu, au dix-septième siècle. A Pyrmont, on se baignoit beaucoup, pendant le seizième siècle, mais vers la fin du dix-septième on se bornoit à en boire les eaux.

Sir William Temple, qui a écrit vers le milieu du dix-septième siècle, observe qu'on ne se bai-

gnoit presque pas en Angleterre, pour raison
de santé, malgré les avantages qu'on pouvoit
attendre de cette pratique, et qu'on s'y baignoit
tout au plus par partie de plaisir. Ce qui est
d'autant plus fondé, que je ne puis me rappeler
d'avoir trouvé le mot *Bain* dans les écrits de
Sydenham, le meilleur médecin de son tems.
Depuis près d'un siècle, l'usage des bains froids
en Angleterre est poussé jusqu'à l'abus; mais
on n'y employe fréquemment les bains chauds
que depuis environ vingt ans. En Hollande, on
se baigne peu. De tout tems, on s'est beaucoup
baigné en France et en Italie, mais nulle part
plus qu'en Suisse; aussi les médecins de ce pays
ont-ils les notions les plus justes sur les bains; et
je dois plus de lumières à Zimmermann, Tissot,
Hirzel, Hotze, qu'à tous les médecins auxquels
j'aie jamais parlé sur cet objet.

Dans le Nord, on fait peu d'usage des bains,
car les étuves de la Russie et de la Finlande,
dont je parlerai plus bas, ne sont pas dans la
classe des bains dont je traite maintenant.

Il est probable que l'usage des bains s'étendra
beaucoup, à moins de changemens qu'on ne
peut prévoir. Dans l'origine, on nommoit *Bain*,
l'immersion du corps nu, ou légèrement couvert,
en tout ou en partie dans l'eau, par raison de
propreté, de santé ou d'agrément. Les plongeurs,
les nageurs, les pêcheurs ne se baignent point:
on peut se baigner aussi pour faire des expériences.

Depuis, la dénomination de *Bain* n'a pas été restreinte à l'eau, aux matières humides et fluides, aux évaporations et aux vapeurs; on l'a étendu à des substances qui n'ont avec celle-ci aucun rapport.

Dans cet ouvrage, il n'est proprement question que des bains d'eau : je vais donc en peu de mots dire ce que chacun comprend sous le nom de *Bains*.

Dans tous les tems, on a employé toute espèce de liquides pour les bains; on fait encore aujourd'hui usage du lait et du petit-lait, sous la même forme; on ne prescrit plus de bains d'huile, de vin, ou de bouillon.

On ne peut penser sans effroi, qu'on ait fait prendre des bains de sang humain : Pline affirme que ce remède étoit employé pour la lèpre, en Égypte ; ce qui est à plus d'un égard invraisemblable, et n'a peut-être d'autre fondement que des ouï-dire, comme tous les moyens établis sur la superstition, et dont jamais personne n'a fait usage en France, où j'ai entendu dire ces paroles : *Les ladres se guérissent dans un bain de sang*. Aucun lépreux ne prend de tels bains.

Lorsque le Pape Adrien Ier. écrit à l'Impératrice Irène que Constantin, s'étant fait préparer un bain du sang de jeunes enfans, pour se guérir de la lèpre, il fut détourné d'en faire usage par un miracle, on peut croire qu'il a trouvé ce conte dans quelque légende. Que Médée, pour se rajeunir, se soit baignée dans le sang d'hommes vivans, qu'elle ait employé d'autres moyens magiques pour rajeunir Aeson : ce sont des fables qui appartiennent à la mythologie.

On a étendu aussi le nom de *Bain* à toutes vapeurs humides et aériformes : ainsi Francklin propose (et cette idée peut être utile) de soumettre le corps à l'action de l'air le plus pur, sans cesse renouvellé, de manière à en faire un bain d'air. Souvent la chaleur sèche est le seul ingrédient des bains. Ceux-ci sont en usage dans le nord de l'Europe et en Amérique, mais pas autant que les bains humides.

Si l'on couvre la surface du corps de sable ou de boue, ou si on plonge le corps dans une fosse récemment creusée, on a les bains de sable, de boue et de terre. Le nom de *fomentation* convient mieux au bain qu'on fait prendre à quelque partie malade dans les entrailles d'un animal nouvellement tué.

Il y a des bains entiers, des demi-bains, et des bains partiels, selon qu'on y plonge le corps ou entier, ou moitié, ou une partie seulement. Ils diffèrent encore par les ingrédiens contenus dans l'eau du bain, et enfin par le plus ou le moins de chaleur ou de froid des bains. Si l'eau destinée aux bains contient des parties étrangères, ou naturellement, ou introduites par l'art, ses effets ne sont plus les mêmes : c'est ainsi qu'on distingue un bain de mer, ou d'eau minérale, d'un bain d'eau douce. On les varie à l'infini, en les apprêtant avec des herbes, des fleurs, du tan, des sons, du fénugrec, avec toutes sortes de substances végétales, avec du savon, des sels, du soufre, du fer, du plomb, (au moins pour les bains partiels) des fourmis, et enfin tout ce qu'on juge convenable au cas pour lequel on les prescrit.

Au reste, tous ces mélanges exigent quelques connoissances chymiques. A Pyrmont, des médecins ont quelquefois conseillé de mêler du savon aux eaux du bain, sans faire attention que le savon y perd sa nature et s'y décompose entièrement. Un autre jetta dans un bain d'eau de Pyremont des herbes odorantes : il ignoroit, ou sans doute il avoit oublié que le principe astringent de ces herbes, combiné avec le fer, formoit un vrai mordant de la peau, aussi ne fut-il pas peu effrayé quand la Dame à laquelle il avoit fait cette galanterie, lui fit voir les extrémités des doigts et les ongles des mains et des pieds noirs comme de la poix, ce qui dura pendant toute la cure, grâce à la gentillesse du docteur.

On distingue beaucoup mieux encore les bains par leur degré de chaleur ou de froid, que par les ingrédiens qui entrent dans leur composition, parce qu'ils agissent le plus immédiatement sur le corps par ces deux qualités. Cette distinction étant de la plus grande importance pour ce que j'ai à dire dans la suite de cet ouvrage, je vais l'établir solidement et avec toute la précision possible.

Le thermomètre de Fahrenheit est celui que j'emploie, et les expériences que je rapporterai, sont faites avec d'excellens thermomètres, en grande partie faits par *Ramsden*.

Je reconnoîtrai dans toute la suite de cet ouvrage quatre classes de bains, d'après leur température : le bain est (*) *très-chaud*, quand il surpasse la chaleur du corps humain, par conséquent lorsqu'il est au-dessus de 96 degrés. Je compterai parmi les bains tièdes, ceux entre 96 et 85 ; ceux depuis 85 jusque 65 degrés seront frais, et les froids seront depuis 65 jusqu'à 32 degrés.

De telles classifications ont certainement toujours quelque chose de défectueux et d'arbitraire, parce qu'un degré ne fait pas une différence considérable, excepté cependant celui de 97, qui surpasse celui de la chaleur du sang : ainsi j'accorde que ma division est susceptible de varier en plus ou en moins, au degré près qui sépare les bains tièdes des très-chauds. Mais comme il faut partir d'un point déterminé, et que nulle part je n'en ai trouvé qui pût me satisfaire, je me suis décidé, après un grand nombre d'observations, à adopter celui-ci. On pourra aussi me demander si l'on ne devroit pas

---

(*) *Heiss* est le mot allemand qu'il a fallu rendre par *très-chaud*, n'ayant pas d'expression françoise qui exprime un degré entre l'eau chaude et l'eau bouillante.

distinguer les bains tièdes des bains chauds; ce n'est pas mon opinion, on auroit une classe de plus et sans utilité réelle : tiède est la chaleur agréable au corps, c'est celle qui approche le plus du degré de chaleur du sang; si l'on augmente la chaleur de l'eau au-delà de ce degré, on aura une subdivision du bain très-chaud, qui diminuera d'autant les effets de celui-ci. J'admets cependant toujours qu'on puisse changer ma classification dans des cas extraordinaires, puisqu'il y a des corps qui ont naturellement un ou deux degrés de chaleur de plus que d'autres : celle du sang de chaque individu pourra donc établir la différence relative du tiède au chaud.

Maret, l'auteur renommé de l'article *Bains*, dans l'*Encyclopédie*, et d'une dissertation qui a remporté le prix au jugement de l'Académie de Bordeaux, établit les classifications suivantes: il regarde comme froid, le bain depuis 32 degrés jusqu'à 60 ; frais, celui de 60 à 93 ; tiède, celui de 93 à 109 ; et chaud celui de 109 à 122. Cette classification est mauvaise, et il sera évident pour celui qui a des connoissances dans cette partie, qu'elle est faite dans le cabinet et n'a pas l'expérience pour base. On n'est pas fondé à croire qu'un homme en santé puisse trouver frais un bain de 93, ou même un bain de 90 degrés. On l'est aussi peu à dire qu'un bain de 109 degrés soit tiède ; il n'est pas un individu qui ne le trouve très-chaud.

Chaud et froid sont à la vérité relatifs à certains égards, mais il est un point où ils ne le sont plus. Par exemple, lorsque le corps entier est baigné dans un fluide aussi compact que l'est l'eau chauffée à tel degré ; celui de la chaleur naturelle de l'individu détermine exactement ce qui pour lui est chaud ou froid. Ce point est en général, à peu de chose près, en plus ou en moins, de 96 degrés, et dans la plus grande ardeur de la fièvre, dans la plus grande chaleur d'un climat brûlant, de même que dans le froid le plus rigoureux, aux extrémités près, le froid y apporte très-peu de changement ; et si le degré de chaleur varie d'une manière remarquable, le corps n'est plus dans son état naturel, et si ce changement va en croissant, où s'il est d'une trop longue durée, il finit par être détruit.

Il existe donc pour chaque individu un degré de chaleur bien positif, et c'est celui de la chaleur naturelle du sang ; car le bain au-dessus de cette chaleur produit des effets entièrement différens de celui qui est au-dessous. Voilà le vrai point qui les sépare et qui établit distinctement deux sortes de bains. Maret a donc tort de comprendre dans la même division les bains entre 93 et 109 degrés, puisque ceux au-dessous de 97 degrés agissent d'une toute autre manière que ceux au-dessus.

Macquart établit une division qui ne vaut pas mieux que celle de Maret, il désigne sous le nom de chaud, le bain depuis 101 jusques 107 degrés, ce qui est *très-chaud;* tiède, depuis 84 jusques 88, et c'est trop peu, car jusqu'à 96 degrés, tous les bains sont tièdes pour chaque individu.

Celui qui lira avec attention le cinquième chapitre ci-dessous, y trouvera les preuves de ce que j'avance. Il y trouvera aussi les raisons qui démontrent la fausseté d'une assertion nouvelle d'un médecin des eaux, qui, dans une dissertation sur les bains, dit avoir vu beaucoup de personnes éprouver du froid dans un bain de 96 degrés, et le trouver irritant au point d'y éprouver des spasmes, et que ces mêmes personnes se trouvoient bien et libres de tout accident dans un bain de 120 degrés au thermomètre de Fahrenheit; que de l'eau chauffée à ce point, et jettée sur la tête d'un des baigneurs, lui avoit causé une sensation de froid. On peut avoir des spasmes dans un bain tiède, quand la disposition à cet accident est extrême, et qu'on n'a l'habitude d'aucun bain; mais il n'est pas possible d'éprouver du froid dans un bain de 95 degrés, moins encore de le trouver irritant, cela arriveroit à peine dans la plus grande chaleur de la fièvre. Un tel bain pourroit seulement paroître frais à celui qui y entreroit immédiatement après être sorti d'un bain très-chaud, de 110 degrés. Celui qui verra ci-dessous quels sont les effets d'un bain de 100 degrés, ne pourra pas être satisfait de ce que dit l'auteur d'un bain de 120, dont la chaleur n'est assurément pas supportable, ni de ce qu'il ajoute au sujet d'un bain de 110 degrés. Il y a lieu de s'étonner qu'on puisse, avec autant d'expérience, écrire de pareilles choses.

Je trouve un exemple du peu d'exactitude des auteurs qui traitent cette matière dans un ouvrage d'ailleurs assez bien écrit d'un jeune médecin. Après s'être plaint de ce que les médecins négligent de fixer le degré des bains froids, il ajoute qu'il fait commencer ses bains de pied froids à 50 degrés, qu'il rafraîchit l'eau de 40 jusque 30 et même 20 degrés du thermomètre de Fahrenheit, et qu'il s'arrête à ce point.

L'auteur n'a pas réfléchi, et aucun critique n'a observé qu'un pareil bain de pied est la chose impossible. L'eau libre commence à gêler au-dessous de 32 degrés, et avant d'être à 20 elle formeroit un glaçon, à moins qu'on n'employât des moyens particuliers, ce qui ne peut se pratiquer quand il s'agit d'un bain de pied. De plus, les pieds environnés d'un corps humide aussi compact que le seroit l'eau refroidie à ce point, se trouveroient en moins de 15 minutes, que l'auteur désigne être la durée du bain, gêlés de la manière la plus forte. Si l'on pouvoit mettre ainsi au jour toutes les erreurs contenues dans les livres de médecine, on en trouveroit sûrement une belle quantité.

Marteau, le concurrent non couronné de Maret, établit mieux ses distinctions, puisqu'il prend le degré de la chaleur du sang pour intermédiaire entre les bains très-chauds et les bains tièdes ; mais je suis fâché d'être forcé d'ajouter qu'on ne s'apperçoit pas de cette distinction dans le cours de sa dissertation ; partout il confond les bains chauds avec les *très - chauds,* lorsqu'il traite de leurs effets.

CHAPITRE II.

Des bains chauds ou tièdes ; méthode qu'on suivra pour en traiter.

QUOIQUE mon intention dans la suite soit de m'occuper aussi des bains très-chauds, des bains froids, des bains de vapeurs, et de douches ; l'objet essentiel de cet ouvrage est de traiter des bains chauds ou tièdes, (deux mots que j'employerai l'un pour l'autre et comme synonymes), conséquemment des bains entre 85 et 96 degrés de chaleur, dont l'usage est le plus étendu et le plus utile.

Le médecin Anglais Lucas, dans son *Traité des Eaux,* va jusqu'à dire qu'on ne doit pas prescrire des bains au-dessus de 94 degrés, (à peu près à la chaleur du sang) et si l'on en excepte très-peu de cas, il a raison. Un pareil bain agit sans violence, on peut le supporter plus long-tems et en faire un usage plus continuel ; ainsi, malgré que son action soit aussi modérée, il peut produire de très-grands effets. Il ne s'agit toujours ici que des bains d'eau simple. Cependant, comme j'ai acquis une grande partie de mes connoissances, sur les bains, à Pyrmont, il pourra se glisser quelques mots sur les eaux de cet endroit; et il est en effet à peu près égal de traiter de l'action des bains d'eaux minérales chaudes, ou de celle des bains d'eau chaude simple.

La méthode la plus ordinaire de traiter des bains est synthétique; on considère séparément l'eau et le corps qui y est baigné : l'eau comme fluide, pesante, froide ou chaude; le corps comme composé de parties solides, fluides, sensibles et irritables; comme absorbant et transpirant, etc. Tout cela nous apprend mieux quels effets doivent produire les bains, que ceux qu'ils produisent réellement; et cette méthode est sans contredit très-commode quand on manque d'observations pour étayer ses raisonnemens. Maret la suit, à l'exemple de beaucoup d'autres auteurs, dans sa dissertation couronnée, et dans l'article *Bain* de l'*Encyclopédie*.

Il est sans doute beaucoup plus convenable de procéder par une sorte d'analyse, en prenant pour base les phénomènes que le bain produit constamment sur le corps, pour en faire l'application, sans négliger pour cela les notions qui sont plutôt le résultat des conjectures que celui de l'observation.

Dans le dernier chapitre de cet ouvrage, où je traite des bains froids, dont je me suis occupé plus tard que des chauds, j'ai suivi d'une ma-

nière évidente et complète cette méthode anali-
tique ; et au fond je n'en employe pas d'autre
pour traiter des bains chauds ; mais la marche
n'est pas aussi évidente, parce que j'ai d'abord à
prononcer sur deux effets pernicieux attribués
généralement aux bains chauds, et sur lesquels
tout le monde semble d'accord.

Les deux reproches qu'on entend si souvent
faire au bain chaud, c'est qu'il relâche et qu'il
échauffe. Je chercherai donc à éclaircir ces deux
points de discussion, et une grande partie de ce
qu'il y a à dire sur les bains trouvera naturellement place dans cette occasion.

CHAPITRE III.

De l'action relâchante ou affoiblissante,
attribuée aux bains tièdes.

Si l'on veut s'arrêter à l'opinion généralement
reçue, même de plusieurs médecins, on regar-
dera comme décidé que le seul effet du bain froid
est de fortifier, comme celui du bain chaud est
de relâcher. De là est venue dans les derniers
tems cette préférence outrée pour les premiers,
et la répugnance injuste pour les autres. Il n'y
a pas long-tems encore, que dès qu'on prescrivoit un bain chaud, on entendoit et les assis-
tans et bien des médecins s'écrier : le b a i chaud
affoiblit ! il énerve ! il relâche !

On trouve cette opinion dans presque tous les auteurs qui ont écrit sur les bains chauds; presque tous témoignent la plus grande crainte de leurs effets relâchans.

Pomme a établi toute sa théorie des maladies des nerfs et de leur guérison sur cette base. Marteau, Maret, Macquart, et la plupart des auteurs Anglois, regardent comme un point reconnu et décidé, que les bains chauds relâchent les fibres et affoiblissent le corps. Limbourg, médecin de Spa, qui a eu occasion d'acquérir des connoissances sur les bains, quoiqu'on en prenne peu à Spa, témoigne une très-grande crainte de ces effets, non-seulement dans son ouvrage sur les bains d'eau douce, écrit depuis plus de trente ans, mais encore dans son livre plus récent, sous le titre d'*Amusemens des eaux de Spa.*

Pour juger convenablement de cette inculpation, et voir en quoi elle est plus ou moins fondée, je commencerai d'abord par rappeler l'opinion des anciens peuples sur les bains chauds; ensuite je ferai mention du grand usage qu'en font aujourd'hui les Orientaux et les habitans des pays chauds : à tout cela j'ajouterai les raisons puisées dans la théorie, pour ou contre cette opinion; et enfin je tâcherai par des expériences de trouver la vérité entre les extrêmes.

Les Grecs et les Romains faisoient un si grand usage des bains, que leur opinion doit être ici de quelque poids. J'ai lu un passage de Platon, que je n'ai pas vérifié, où il regarde comme avantageux que les établissemens publics des bains chauds soient fixés par des lois particulières. Les Anciens, et principalement les Romains, se baignoient dans un jour à peu près autant de fois que nous nous lavons les mains. Laurent Joubert, médecin François, qui a fait des recherches très-savantes sur l'antiquité, a réuni un grand nombre d'exemples de Romains illustres qui se baignoient habituellement, surtout en été, quatre, cinq, six, et jusque huit fois dans un jour. Chacun se baignoit au moins une fois tous les jours.

On regardoit la privation du bain comme une preuve de l'austérité de la vie de quelques prêtresses de la Grèce.

Les principaux bains des Romains étoient chauds, comme on en peut juger par leur construction, dont on voit encore quelques superbes restes à Rome et à Pompeya (*). Les bains froids n'ont été d'un usage général à Rome qu'après le succès éclatant de Musa dans la maladie de l'empereur Auguste.

(*) Joubert a rassemblé assez d'extraits des anciens écrivains pour nous donner une idée de la construction de leurs bains ; mais de nos jours l'Anglois Cameron, par sa superbe description des bains Romains, ouvrage digne du sujet, et par de belles gravures en cuivre, nous a fait connoître ce dont nous n'avions que des notions très-imparfaites, et d'après de mauvaises gravures en bois.

Je

Je ne prétends pas assurer que des bains aussi fréquens fussent chacun d'une heure de durée, quelques-uns n'avoient sans doute pour objet que de se laver le corps, comme cela se pratique encore chez les Orientaux. Il paroît cependant que la sensation agréable, produite par les bains, les faisoit quelquefois prolonger; et ceux qu'ils prenoient pour raison de santé étoient d'une durée convenable; ils auroient donc dû observer l'action affoiblissante des bains tièdes; mais on ne trouve aucune trace de preuves qu'ils aient eu cette opinion de leur usage modéré. On auroit tort de m'opposer ici l'aphorisme d'Hyppocrate, qui dit que le bain chaud souvent répété cause la mollesse des parties charnues, l'affoiblissement des nerfs, la paresse de l'esprit, des hémorragies, des foiblesses, et enfin la mort. Il est aisé de voir qu'il s'agit plutôt dans cet aphorisme des bains très-chauds, que de l'usage raisonnable et modéré des bains tièdes, quoiqu'il puisse en même tems se rapporter à l'abus qu'on fait de ces derniers, qui d'ailleurs sont toujours un remède actif et puissant. Ce que j'avance se trouvera confirmé par les propres paroles d'Hyppocrate. Si l'usage des bains, si général chez les Anciens, n'étoit pas une preuve suffisante du cas qu'ils en faisoient, je pourrois rassembler assez d'éloges qu'en font plusieurs d'entre eux. *Senecta hominum, balnea calida*, a dit Philostrate.

Je ne sais pourquoi Baldini, dans son ouvrage sur les bains, semble douter que Médée ait pu

B

prendre des bains chauds pour se maintenir en
santé ; il a cru apparemment qu'on ne devoit
rien dire en faveur des bains chauds, dans un
écrit consacré à l'éloge des bains froids. Son
compatriote Baglivi est d'une opinion bien différente, car il assure que les Anciens n'ont dû leur
bonne santé, et leur vieillesse prolongée au-
delà d'un siècle, qu'à l'usage fréquent des bains
chauds. Baglivi avoit probablement sous les
yeux un passage remarquable de Galien, qui
enseigne à peu près le contraire de ce que pense
Baldini, puisqu'il y cite plusieurs individus parvenus à une grande vieillesse, qui faisoient un
usage journalier des bains ; il fait mention aussi
d'un célèbre philosophe Péripatéticien, remarquable par un phénomène bien singulier, c'est
qu'il avoit la fièvre tous les jours où il s'abste-
noit du bain. Oribale, médecin de l'empereur
Julien, dit des bains chauds, qu'ils sont les plus
sûrs et les meilleurs de tous les bains, qu'ils conviennent également aux femmes, aux enfans et
aux vieillards ; il rapporte cependant l'opinion
contraire du médecin Grec Agathinus, dont les
écrits sont perdus : celui-ci dit qu'il ne faut pas
rejetter tout-à-fait le bain chaud, mais en faire
peu d'usage ; que si l'on veut passer cette courte
vie en parfaite santé, il faut prendre souvent
des bains froids, de l'utilité desquels on ne sau-
roit être assez convaincu, qu'ils rajeunissent les
vieillards.

Les allégories des Anciens s'accordent avec

l'usage si étendu des bains chauds ; pour nous prouver le cas qu'ils en faisoient, ils honoroient les sources chaudes comme un second Apollon sur la terre : Aristote dit qu'on les nommoit *Sacerrima*. Loin de regarder les bains chauds comme affoiblissans, ils les avoient dédiés à Hercule, le dieu de la force. Toutes les eaux chaudes, dit Athénée, qui jaillissent de la terre, et qui servent aux bains, sont consacrées à Hercule ; quelquefois même les bains chauds portoient le nom de ce demi-dieu. Les bains situés près de Méhadia, dans le bannat de ce nom, autrefois la Dacie, sont connus sous le nom de *Bains d'Hercule*, comme le prouvent une grande quantité d'inscriptions encore existantes. Suidas, Eustathius, et d'autres anciens écrivains emploient l'expression *Balnea Herculea*, comme synonyme de *Bains chauds*. On ne trouve que des sources chaudes dédiées à Hercule, et pas une seule froide ; il passoit pour les avoir découvert le premier, et pour leur devoir toutes ses forces qu'il réparoit par un bain, lorsqu'elles étoient épuisées par ses grands travaux. Ainsi l'on raconte que Minerve fit jaillir de la terre un bain chaud, pour rafraîchir et délasser Hercule, lorsqu'après un très-long voyage il eut amené les bœufs de Gérion à travers la Sicile, ou bien, comme le rapporte l'ancien poëte Pisandre, cette déesse fit jaillir pour lui du sein de la terre les bains des Thermopiles sur les bords de la mer. Il existoit dans les derniers tems un autel d'Hercule près des Thermopiles ; et l'on voit encore de nos jours d'anciennes monnoies Siciliennes avec l'effigie d'Hercule qui se baigne ; Minerve ou les Nymphes, ou selon Athénée, Vulcain, doivent avoir consacré les bains à ce demi-dieu (*).

Si nous voulons oublier un moment nos préjugés, le sens de ces allégories ne sera pas difficile à trouver. Nous ne chargerons pas des peuples raisonnables et conséquens de l'inculpation d'une absurdité aussi grande que celle de consacrer au dieu de la force ce qu'ils auroient cru être un affoiblissant aussi actif. Il est donc hors de doute qu'ils avoient des bains chauds une opinion toute différente de la nôtre, et qu'ils les regardoient comme capables de fortifier le corps : le grand usage qu'ils en faisoient les mettoit certainement en état d'en juger.

Que les Anciens, à raison de la sensation agréable produite par les bains, les aient regardés

---

(*) Un petit dialogue de la comédie des *Nuées* d'Aristophane, mérite de trouver place ici.

A. Pourquoi blâmes-tu les bains chauds ?

B. Parce qu'ils sont nuisibles et rendent l'homme lourd et paresseux.

A. Je te tiens ! Quel est, dis-moi, celui des fils de Jupiter auquel tu crois le plus de force d'esprit, et celui qui a terminé les plus grands travaux ?

B. Je pense que personne n'a surpassé Hercule.

A. Et où as-tu jamais vu que les bains froids fussent dédiés à Hercule ?

B. Voilà donc ce que notre jeunesse a toujours dans la bouche, et pourquoi le bain est toujours rempli, et le champ de bataille toujours vide.

comme voluptueux, qu'ils aient pensé que leur trop fréquent usage ramollissoit et rendoit plus sensible à l'action d'un tems rigoureux, il ne s'agiroit toujours ici que de l'abus et de la mollesse au moral plus que de l'affoiblissement physique. Les guerriers les plus endurcis n'en devenoient pas physiquement moins robustes, mais moins propres à soutenir les dangers et la continuation de la guerre.

Lorsque les troupes d'Annibal éprouvèrent un changement aussi étonnant sous le beau ciel de la Campanie, les bains y eurent certainement la moindre part. Suidas, qui parle entièrement d'après les Anciens, dit que les bains sont un rafraîchissement après le travail, mais qu'ils disposent le plus sûrement à la volupté et à la mollesse ceux qui en prennent trop fréquemment. Il ne dit en aucune manière qu'ils soient affoiblissans.

Si l'on objecte, d'après quelques auteurs Romains, que les habitans des campagnes valoient mieux pour la guerre que ceux des villes, parce que les délices du bain leur étoient inconnus, il s'agit moins des bains en eux-mêmes que des plaisirs auxquels ils servoient comme d'introduction.

Quand Plutarque rapporte que les anciens Grecs avoient jugé que rien n'ameneroit plus sûrement l'esclavage chez les Romains que la mollesse, les bains et autres choses semblables, il est clair qu'il n'accuse pas l'usage réglé des bains, mais leur abus et les débauches qui les accompagnoient ; car les écrivains Grecs reprochent aux Romains d'y prendre avec eux des femmes nues. Tout ce qu'on lit dans les auteurs satiriques de Rome, contre les bains, se rapporte toujours à leur incroyable abus, aux débauches, aux vices et à la volupté qu'ils provoquoient. Columelle renouvelle, d'après Varron, une accusation très-ancienne, lorsqu'il dit qu'on se gorge d'alimens et de boisson, qu'ensuite on entre dans le bain pour transpirer le tout et se gorger de nouveau : ceci se rapporte visiblement au bain très-chaud. Malgré ses plaintes sur tous ces désordres, Columelle est si éloigné de rejeter l'usage des bains, que quand il parle ensuite de la construction d'une maison de campagne, la salle des bains lui paroît une des pièces les plus nécessaires, et qu'il donne des instructions sur cet objet. Tout ce qu'on lit dans les anciens écrivains chrétiens, comme Saint Jérôme et autres, etc. se rapporte seulement à la corruption des mœurs existantes et propagée par les bains ; la police Romaine n'a jamais fait de règlement que pour s'opposer aux débauches qu'ils occasionnoient. Dans les grands malheurs de la république, on fermoit les bains, comme de nos jours on ferme les salles de spectacle. Suétone rapporte que Caligula, désolé de la mort de sa sœur et maîtresse Drusilla, défendit les bains sous peine de mort. Il avoit, dans une autre occasion, défendu, sous la même peine, de rire, et aux pères de famille de se réunir à une même table avec leurs femmes et leurs enfans.

Les bains étoient dans tous les cas considérés comme objets d'agrément, et rien ne prouve qu'on les ait cru dangereux par eux-mêmes. Quelques médecins se sont de tems en tems élevés contr'eux, ce qui s'explique aisément par le défaut de connoissances, l'esprit de contradiction, etc. ; et l'usage si fréquent des bains, malgré leur opposition, les réfute suffisamment.

Il est donc probable que les Anciens n'avoient consacré les bains chauds à Hercule, que parce qu'ils les croyoient capables d'augmenter les forces physiques, et que c'est là le vrai sens de leurs allégories. Cette opinion ne sera pas réfutée par ce que l'on trouve de défavorable aux bains chez quelques auteurs anciens. On sera disposé encore à les envisager sous ce point de vue, si l'on observe avec exactitude et la nature des bains et celle du corps. Il n'est pas très-rare de rencontrer des adolescens dont le corps est disposé à prendre trop tôt la consistance de l'âge mûr, et cela existe par des causes générales dans les contrées les plus froides comme dans les plus brûlantes ; et dans les climats tempérés par des dispositions particulières, sur-tout chez les habitans des campagnes qui font un usage prématuré de leurs forces. Dans de semblables circonstances les bains chauds peuvent sans doute contribuer à l'accroissement et au développement du corps, ils peuvent le maintenir un peu plus

long-tems dans l'état de jeunesse, et s'éloigner
aussi pour quelque tems dans la suite la vieillesse
physique, ainsi que je le ferai voir plus bas dans
le huitième chapitre.

Les bains froids ne peuvent alors qu'être dé-
savantageux, et sur-tout ils ne conviennent pas
aussi généralement à la jeunesse qu'on s'est plu
à le croire, pendant un certain tems, comme je
le démontrerai plus amplement dans la suite.

Quoique j'accorde que le bain chaud soit fortifiant sous certains rapports, je suis loin d'ad-
hérer sans restriction à ce que dit Sanchés à
l'occasion des bains de vapeurs de la Russie;
lorsqu'il affirme qu'à raison de l'usage des bains
les Anciens étoient tous plus robustes que les
peuples d'aujourd'hui. La preuve de cette assertion qu'il tire de sa comparaison des monumens
anciens avec nos ouvrages et nos édifices modernes est inadmissible. Ces monumens indiquent plutôt qu'on a su employer avec intelligence les forces réunies d'un grand nombre
d'hommes, qu'ils ne prouvent en faveur des forces
individuelles extraordinaires de ceux qui y ont
travaillé. La seule conséquence à déduire de là,
c'est que les nations florissantes aujourd'hui font
un tout autre emploi de leurs forces et de leurs
richesses que les Égyptiens, et qu'elles ne les
réunissent pas pour les concentrer dans des monumens de ce genre.

La possibilité de faire d'aussi grandes choses
que les Anciens, est prouvée par la construction

hardie et superbe de l'aqueduc de Caserta, aussi bien fait que ceux des anciens Romains, quoique d'une moindre étendue. Si on s'en rapporte à des témoins oculaires dignes de foi, l'aqueduc de Moscou, construit par les ordres de l'Impératrice Catherine, et sous l'inspection du général de Bauer, est un des plus superbes ouvrages qui aient été faits par des hommes.

Le canal de Bridgwater en Angleterre, peut soutenir la comparaison avec tout monument ancien ; et jamais on n'a vu un édifice comparable à l'église de Saint Pierre à Rome ; l'étonnement seroit au comble s'il n'étoit modéré par la grande régularité des proportions, et son dôme suspendu à une si grande hauteur (*), est lui seul aussi grand que tout le Panthéon que Sanchés cite comme un des grands monumens de l'antiquité. J'ai vu maints portefaix Anglois déployer des forces supérieures à celles d'un Crotoniate.

Les Orientaux sont encore aussi partisans des bains chauds que l'étoient leurs aïeux ; on peut s'en convaincre dans l'ouvrage de Timony sur les *Bains Orientaux*, et dans les relations de plusieurs voyageurs : leurs bains sont, à la vérité, plutôt des lotions ou des bains de propreté ; mais c'est toujours de l'eau chaude dont on fait l'application sur le corps.

(*) Depuis le pavé jusqu'au commencement de la coupole il y a une hauteur de 142 pieds.

Ils sont si loin de penser qu'un bain chaud relâche et affoiblisse, qu'ils y ont le plus souvent
recours pour se rafraîchir à la suite d'un voyage
long et pénible; et celui qui dans nos contrées
prendra un bain, après avoir voyagé au soleil
ardent d'un jour d'été, éprouvera qu'ils conviennent également à nos climats, quoique moins
chauds.

L'infatigable Bruce, l'auteur le plus moderne
d'un voyage en Afrique, confirme tout ce que
j'avois écrit long-tems avant que son ouvrage
parût. Voici ses paroles : » Lorsque j'étois brû-
» lant et épuisé de sueurs, jusqu'à la défail-
» lance, je prenois un bain chaud, et je me
» trouvois à l'instant aussi vigoureux que je l'a-
» vois été le matin à mon lever. Quelqu'un m'ob-
» jectera peut-être que la chaleur du bain doit
» accabler et affoiblir, mais je puis affirmer
» qu'il en est tout autrement ».

M. Bruce établit plus loin que cet effet agréable du bain est dû à l'action des vaisseaux absorbans qui remplacent les parties aqueuses perdues par la transpiration. Mais il est dans l'erreur sur ce point; il seroit bien impossible que
l'effet du bain pût se manifester aussi promptement par cette voie. Il ajoute enfin : » Que le
» bain froid doive agir comme fortifiant dans
» un climat très-chaud, c'est une opinion qui
» n'est pas fondée sur la vérité. J'ai souvent ob-
» servé que lorsque j'étois échauffé par de vio-
» lens exercices du corps, un bain tiède me ra-

» fraîchissoit et réparoit mes forces beaucoup
» mieux qu'un bain froid de même durée «.

Mais il ne suffit pas de combattre l'opinion généralement admise sur l'action des bains chauds,
en y opposant celle des Anciens, et celle qu'en
ont encore aujourd'hui les habitans des pays
chauds, j'ai encore à examiner plusieurs considérations théoriques sur cet objet.

Puisque l'eau chaude, dit-on, ramollit et allonge la fibre animale morte, qu'elle finit même
à la longue par la dissoudre, ne doit-on pas présumer qu'elle produira des effets analogues sur
le corps vivant, soumis à son action dans le bain?
et on regarde cette proposition comme démon-
trée, parce qu'on observe que la peau extérieure
est plus molle au toucher dans l'eau chaude, et
que le bain tiède augmente dans certains cas la
disposition aux engorgemens aqueux dans les
parties externes, comme je l'ai vu souvent :
ainsi conclut-on, le bain chaud relâche les parties solides et les affoiblit.

Les réfutations quelconques sont d'ordinaire
ennuyeuses et désagréables, elles ne peuvent se
terminer en peu de mots. Mais on est si généralement persuadé des mauvais effets du bain froid,
que je ne puis m'empêcher, malgré ma répugnance, d'entrer là-dessus dans quelques détails.

Pour établir sur ce point quelque certitude, on
a fait toutes sortes d'expériences sur la fibre animale ; Maret, entr'autres, a rapporté les siennes

bien circonstanciées. Je ne m'occuperai ici que de ce qu'elles offrent de plus essentiel.

Maret a plongé de petites bandelettes de peau dans de l'eau presqu'au degré de la congellation ; au bout d'une heure il a trouvé qu'une bandelette de six pouces s'étoit raccourcie d'environ une ligne, et que sa mollesse différoit peu de ce qu'elle étoit avant l'expérience. Une autre plongée dans de l'eau chaude s'est alongée et ramollie ; dans de l'eau très-chaude la bandelette s'est raccourcie, est devenue plus dure au toucher, et s'est repliée sur elle-même. D'autres parties du corps animal mort, soumises aux mêmes expériences, ont donné les mêmes résultats : des expériences analogues, faites par Macquart, n'avoient pas pour objet de prouver l'action relâchante de l'eau chaude, mais de déterminer à quel point l'eau pénètre le corps et ajoute à son poids.

Quoique j'attache peu de prix à ces expériences relativement aux bains, j'en ai répété quelques-unes, et je suis fâché d'être forcé de dire que les résultats que j'ai obtenu diffèrent de ceux de Maret.

J'ai pris une bandelette de basane, telle que l'emploient les relieurs, et une autre de parchemin blanc, dur, et roide, chacune de 12 pouces de Londres de longueur et de six lignes et demie de largeur, exactement mesurées dans un chambre échauffée par un poële pendant l'hiver.

J'ai suspendu ces bandelettes pendant quelques heures à un air froid de 26 degrés du thermomètre de Fahrenheit, et je n'ai apperçu aucun changement dans leur longueur.

Je les ai ensuite mises dans de l'eau au degré de la congellation, et dont la surface étoit constamment gêlée, le thermomètre plongé dans l'eau en totalité, resta à 32 degrés; placé à la surface il baissa d'un degré.

Après une heure et demie, le parchemin étoit entièrement flasque et semblable à de la toile mouillée, gonflé, et de 11 pouces $\frac{1}{8}$ de longueur, raccourci conséquemment de $\frac{3}{8}$; il n'y avoit dans la largeur aucun changement sensible.

Ceci paroîtroit sûrement conforme à l'opinion ordinaire, mais je ne pense pas que le froid soit la cause du raccourcissement de la bandelette, qu'il faut plutôt attribuer au gonflement qu'elle avoit éprouvé; le parchemin s'est raccourci par la même cause mécanique qui, lors de l'élévation des obélisques sur la place de Saint-Pierre à Rome, a fait raccourcir les cordes quand on les arrosoit d'eau. Les choses se sont passées tout différemment à l'égard du morceau de basane, il étoit naturellement mou au toucher; il ne le devint pas beaucoup plus dans l'eau froide, mais seulement un peu plus flasque et plus flexible. Lorsque je le sortis de l'eau, après une heure et demie, il n'étoit pas gonflé comme le parchemin, et n'avoit sur-tout éprouvé aucun changement dans son épaisseur. Mais ce qui me causa de l'étonnement, c'est qu'après l'avoir mesuré de nouveau, sans l'avoir tiraillé ni étendu le moins

du monde, je le trouvai alongé de $\frac{3}{8}$ de pouce.
Ce même morceau de basane n'a éprouvé aucun
changement sensible dans sa largeur.

Lorsque ces deux bandelettes furent entièrement sèches, après un séjour de 15 heures dans
une chambre dont la chaleur étoit tempérée, je
trouvai le parchemin plus dur et plus sec qu'auparavant; il étoit au même point de raccourcissement qu'il avoit éprouvé dans l'eau et étoit ré-
tréci d'une ligne entière. La basane étoit à-peu-
près la même au toucher qu'avant l'expérience,
un peu plus dure cependant; elle avoit précisément la même longueur, et je n'observai aucune
différence dans la largeur.

J'ai mis deux bandes semblables aux premières
dans de l'eau chauffée à 96 degrés.

La bande de parchemin se gonfla précisément
comme dans l'eau froide. Après une demi-
heure de séjour, elle étoit raccourcie d'un quart
de pouce; une heure après elle avoit encore la
même étendue, on ne pouvoit observer aucun
changement dans sa largeur.

La bandelette de basane, après avoir été une
demi-heure dans l'eau, s'étoit allongée d'un
huitième de pouce; une heure après elle étoit
d'un quart de pouce plus longue, et deux heures
et demie ensuite, l'allongement total n'étoit pas
à trois huitièmes de pouce : ainsi, cette bandelette s'allongea moins dans de l'eau tiède que
ne l'avoit fait dans l'eau froide une absolument
semblable et coupée en même tems. Mais voici,

je crois, la raison de cette différence. La dernière bandelette qui avoit été long-tems exposée à l'air, a pu en attirer quelques parties aqueuses, et acquérir par-là un peu d'allongement; car lorsque je la pris, pour en faire usage, elle avoit un peu plus de 12 pouces de longueur, et je fus obligé de la raccourcir d'à-peu-près trois quarts de ligne, ce qui a dû lui faire perdre de son extensibilité.

Je conclus de ces expériences, que ni la chaleur, ni le froid de l'eau, ne sont les causes du prolongement, ou du raccourcissement de la bandelette, que l'action du froid ou du chaud sur un corps inanimé aussi léger, ne peut produire l'un ou l'autre de ces effets d'une manière sensible ; que l'humidité seule, quelle qu'en soit la température, raccourcit ou allonge la bandelette selon sa structure ; elle la pénètre et agit à la manière d'un coin, quand elle l'augmente en grosseur; elle la raccourcit quand elle en sépare les parties dans leur étendue ; elle l'allonge, ainsi qu'il est arrivé à la bande de basane, sans que le froid ou le chaud y influent sensiblement.

On voit donc par-là, que les expériences desquelles on tire des conclusions ne sont pas même exactes ; mais en supposant qu'elles le fussent, elles ne prouveroient pas ce qu'on prétend prouver par elles. Haller a déjà observé que toutes les expériences sur des bandelettes de cuir ne peuvent être concluantes, quand on

les applique à la peau humaine, puisque l'eau
n'est en contact avec celle-ci que d'un côté,
tandis qu'elle agit sur les deux côtés de la bandelette ; il propose, en conséquence, de coudre
ensemble deux morceaux de peau, assez exactement, pour que l'eau n'ait d'action que sur
une surface : cela ne suffiroit pas encore pour
en déduire des conséquences satisfaisantes, il
manque à la peau inanimée cette onctuosité,
qui empêche que l'eau n'agisse aussi librement
sur la peau humaine. Il lui manque sur-tout
la force de la vie, et l'irritabilité, cette propriété
universelle, qui s'oppose à ce que l'eau puisse
pénétrer les ouvertures inorganiques.

M. Bergius, médecin Suédois, très-renommé
et partisan zélé des bains froids, allègue en
preuve des effets du froid et du chaud sur les
corps animaux, que toute chaleur humide relâche, que le cuir le plus sec se ramollit dans
l'eau chaude, que les os les plus durs exposés
à la vapeur de l'eau très-chaude, se dissolvent
et se convertissent en gelée ; mais nous éprouvons aussi combien les semelles de nos souliers
s'amollissent dans un tems froid et humide, et
lorsque nous marchons dans de la neige fondue.

Dans toutes ces observations il y a du vrai,
mais elles ne prouvent rien par rapport aux
bains ; elles sont faites sur la fibre morte, qui
change de nature dès qu'elle cesse d'appartenir
au corps vivant, sur lequel l'action des causes
extérieures est à chaque instant modifiée par

la

la force vitale toujours active , nous voyons évidemment à l'égard des baigneurs, que l'eau chaude , bien loin d'agir sur toute la machine comme sur du parchemin ou du cuir, n'exerce pas même cette action, sur la totalité de sa surface ; elle est bornée , tout au plus, aux parties inorganiques du corps, comme les extrémités des ongles , et la peau calleuse des mains et des pieds ; l'eau chaude produit un ramollissement peu durable de l'épiderme , mais cela ne s'étend pas au-delà. En un mot, on a tort de comparer la peau d'un homme vivant avec un morceau de parchemin ; et placer un homme vivant dans un bain dont la chaleur est égale à celle de son sang , ou cuire un cadavre dans la marmite de Papin , sont deux choses toutes différentes.

On cite l'expérience de la bague qui devient trop large dans un bain froid , et trop étroite dans un bain chaud , pour prouver que le bain froid resserre et fortifie , et qu'au contraire le chaud amollit, relâche , distend et affoiblit.

Le fait est que la bague est plus large dans le bain froid , un peu plus étroite dans le bain tiède, sans contredit beaucoup plus dans le bain très-chaud. Ces phénomènes n'ont rien qui prouve le relâchement ; ils sont d'abord une suite de l'action isolée du froid et du chaud sur le corps vivant , puisque sur le cadavre , où aucun vaisseau n'est susceptible de distension , où aucun stimulant n'agit, la différence dans la largeur de la bague n'est pas sensible ; le gonfle-

C

ment du doigt provient en partie , aussi , de l'absorption augmentée dans le bain tiède, et tant qu'elle a lieu , la bague doit être plus étroite. Dans un bain très-chaud, elle l'est plus encore, parce que la grande chaleur augmente le volume du doigt, et sur-tout parce que les vaisseaux sanguins, sollicités par le stimulus de la chaleur, se gonflent et se distendent.

J'ai à peine besoin d'avertir qu'on ne doit pas regarder comme effet du relâchement le gonflement des vaisseaux sanguins dans un bain dont la chaleur excède celle du sang. Ce phénomène a lieu lors même que le corps est dans un air dont la chaleur est de beaucoup au-dessous de celle qui lui est naturelle , à peu près à 85 degrés : il est encore le résultat d'un mouvement violent, du vin pris en certaine quantité, et de toutes les causes qui accélèrent le cours du sang ; on ne doit donc jamais l'alléguer en preuve de relâchement, comme on l'a fait, et jamais le bain tiède , proprement dit, de 96 degrés et au-dessous , n'a causé la turgescence d'aucun vaisseau sanguin. Stevenson a donc raison de conclure que le gonflement des vaisseaux causé par les bains de pied très-chauds qu'il prescrivoit, prouvoit toute autre chose que le relâchement ; quoiqu'en général, ses expériences soient peu concluantes , le degré de chaleur de l'eau n'y étant jamais désigné.

L'opinion de Parr est que le bain chaud relâche les vaisseaux extérieurs , et par suite tout le système ; mais rien ne prouve une pareille action du bain tiède sur les vaisseaux : en supposant même que cet Auteur, qui ne s'explique pas clairement, ait eu en vue le bain très-chaud, il seroit encore dans l'erreur ; le gonflement des vaisseaux externes ne peut être attribué au relâchement.

Si j'avois encore à présenter quelques réflexions théoriques sur ce point, je demanderois comment on peut imaginer que le corps environné dans toute sa surface d'une substance humide, dont la chaleur est égale à la sienne, et souvent moindre, doive en éprouver du relâchement, tandis que dans sa composition intérieure, toutes ses cavités, qui forment une surface bien plus considérable, sont continuellement arrosées et baignées de vapeurs humides, chaudes, sans que pour cela aucune fibre en soit trop amollie.

Je pense que lorsqu'un bain chaud paroît affoiblir, ce qui est très-rare, et peu conforme à ses effets ordinaires, cet effet est dû à une toute autre cause qu'à son action relâchante. Le corps peut être constitué de manière à ne pouvoir soutenir l'application extérieure de l'eau ; il se peut aussi que la peau étant plus dilatée, il y ait déperdition excessive de substance ; ou enfin cela provient d'un effet inconnu de l'eau sur les nerfs : quoi qu'il en soit, j'admettrai plutôt une cause inconnue, que de croire au relâchement de la fibre ; au reste, lorsqu'il sera question du relâchement et de la foiblesse qui doivent résulter des bains chauds, j'abandonnerai bien volontiers tous les raisonnemens théoriques pour m'en rapporter à l'expérience ; elle prouvera que jamais ces effets n'ont lieu quand on en fait un usage raisonnable.

Si je dis que depuis seize ans j'ai suivi à Pyrmont des milliers de baigneurs, sans avoir jamais vu chez aucun d'eux ni relâchement, ni affoiblissement réel produit par les bains, on attribuera cela sans doute à l'action tonique des eaux de Pyrmont. Dans le nombre des malades qui s'y sont baignés, il y avoit des femmes foibles et délicates, des hommes affoiblis et cachectiques ; loin d'être affoiblis par les bains, beaucoup d'entr'eux se sont rétablis et fortifiés à vue d'œil. J'ai fréquemment ordonné des bains d'eau douce hors de Pyrmont, et à Pyrmont même, lorsque je jugeois que ceux d'eau minérale pouvoient être trop actifs, ou que par d'autres causes quelconque, je ne les croyois pas indiqués, et toujours j'ai obtenu les mêmes succès : il seroit trop long de vouloir citer tous les malades auxquels ils ont rendu promptement les forces et la santé. Je me bornerai à un fait récent, connu de beaucoup de monde, et arrivé ailleurs qu'à Pyrmont ; je le rapporte de préférence, parce que la personne qui fait le sujet de cette observation, est la malade la plus foible à laquelle j'aie jamais prescrit les bains.

Une Dame , âgée d'à-peu-près trente ans ,
étoit depuis trois ans malade et fort affoiblie ,
elle avoit souffert incroyablement d'angoisses ,
de spasmes et d'insomnie ; elle ne mangeoit
presque pas. Quelquefois il y avoit un peu de
fièvre, et sa maigreur étoit extrême ; ses règles
n'avoient pas paru depuis un an , et depuis plus
de six mois, elle ne pouvoit se tenir debout :
tout ce qu'elle pouvoit faire , étoit de rester
assise dans un fauteuil, où il falloit la porter et
l'assujettir de manière à l'empêcher de tomber
de l'un ou de l'autre côté. Pour peu qu'on né-
gligeât de la bien couvrir, elle éprouvoit à l'instant du froid, elle ne pouvoit se retourner dans
son lit sans secours ; elle avoit pris des remèdes
en quantité , et sur-tout du quinquina. On peut
se figurer l'état de foiblesse où elle devoit être
après une maladie si opiniâtre , et qu'on avoit
souvent regardée comme incurable. Il n'y avoit
au reste aucun symptôme de phtisie, ni rien qui
annonçât des vices incurables dans les viscères
du bas-ventre. Son état étoit un épuisement
causé par un long emploi de ses forces près des
malades. Malgré sa foiblesse et les préjugés
reçus contre les bains tièdes, je les proposai ,
déterminé par le souvenir de quelques cas analogues, et je l'avouerai, plus par une espèce
d'empirisme que d'après des motifs dont j'eusse
pu me rendre raison. Je pensai bien à l'action
des bains sur les nerfs, à une cause irritante
quelconque ; mais, je le répète, je n'avois pas

une idée bien nette des raisons qui me portoient
à les prescrire ; tout espoir étoit à-peu-près interdit, et dans un cas pareil on choisit de son mieux.

J'ordonnai les bains d'eau simple, dans laquelle je fis dissoudre un peu de savon, et j'y
joignis quelques remèdes appropriés aux circonstances ; je n'osai cependant pas la faire
mettre dans le bain tous les jours, tant à raison
de la foiblesse extrême, que de l'état de con-
trainte que le bain exige ; et toujours je laissai
quelques jours d'un bain à l'autre.

Quoiqu'elle n'entrât qu'avec une certaine
crainte dans le bain, dont elle faisoit usage pour
la première fois, elle en éprouva un mieux sensible, elle se sentit plus forte, et le sommeil devint immédiatement meilleur après le premier
bain.

Lorsque j'allai la voir après le sixième, quinze
jours environ après les avoir commencés, elle
pouvoit, à mon grand étonnement, se lever de
son fauteuil et se tenir debout. Ses forces augmentèrent de jour en jour, par l'usage journalier
des bains, les règles reparurent, et dans l'espace
de deux mois elle fut entièrement rétablie. Trois
ans après elle jouissoit encore d'une bonne santé.

Je n'ai jamais vu d'effet aussi étonnant des
bains dans un pareil cas. Je laisse à d'autres à
expliquer comment on auroit pu opérer cette
cure, en admettant la doctrine du relâchement
et de la foiblesse par les bains.

Ce que je puis affirmer, c'est que j'ai entendu

mille fois dire à des baigneurs, et sur-tout à des femmes et à des personnes foibles, qu'ils se trouvoient plus forts le jour du bain.

Si quelques - uns se plaignoient d'éprouver un sentiment de foiblesse après le bain, c'étoit toujours les hommes les plus vigoureux, chez lesquels on ne peut supposer un relâchement aussi prompt de la fibre.

D'autres médecins ont observé comme moi, que les personnes foibles se sentoient fortifiées par les bains. Falconner, excellent médecin de Bath, que j'ai le bonheur d'avoir pour ami, cite dans son ouvrage sur les *Eaux de Bath*, qu'il a entendu dire à beaucoup de baigneurs qu'ils se sentoient plus de gaîté et de vivacité les jours où ils prenoient le bain. Le docteur Lée, en faisant l'histoire d'une maladie goutteuse, cite l'exemple d'un homme très-foible qui sortoit toujours du bain chaud plus vif et plus fort qu'il ne l'étoit en y entrant; ce qu'il regarde comme une singularité remarquable, quoique très-naturelle, d'après mes observations.

Si les bains chauds relâchoient et affoiblissoient, ainsi qu'on le prétend, et qu'on voudroit le démontrer par des expériences sur la fibre morte, comment des personnes foibles pourroient-elles s'en trouver fortifiées? et que ne leur arriveroit-il pas en faisant usage de ces bains, dans lesquels on passe quelques heures de suite? On devroit croire qu'ils y seroient dissous; ils en sortent au contraire sains et fortifiés. Beau-

coup d'individus foibles se rétablissent aux bains
de la Suisse, dans quelques-uns desquels on reste
très-long-tems. J'ai vu à Baden, en Argau,
prendre des bains de quatre et cinq heures de
suite. A Pfeffer la durée des bains est tous les
jours de sept jusqu'à douze heures, et la cure est
le plus souvent de près de deux mois, parce que
l'éruption qu'ils provoquent doit être guérie par
eux. M. Tissot assure avoir entendu dire à des
personnes dignes de foi, qu'aux bains de Leuck,
dans le Valais, des malades passoient la plus
grande partie du tems de leur séjour dans l'eau.

Cette méthode de rester aussi long-tems assis
dans les bains chauds de la Suisse, est très-ancienne, et conséquemment éprouvée.

Henri Gundelfinger, qui a écrit en 1489 sur
les *Bains de Baden*, parle en ces termes : » Nous
» conseillons à quelques malades de se baigner
» journellement huit ou neuf heures, et quelque-
» fois plus long-tems «. Conrad Gessner, en
1547, dit aussi que quelques baigneurs passent
le jour entier dans l'eau, et quelquefois même
une partie de la nuit (*). On connoît les observations de Poggi sur ce bain, et Michel Mon-
tagne dit qu'on y reste dans l'eau d'un jour à
l'autre.

Souvent une cure ne suffisoit pas, et Gessner
observe dans un autre endroit, que les voyages

(*) Ces bains se prennent dans les jours les plus longs de l'été.

aux bains étoient un article essentiel du luxe de
ce tems-là ; on recommençoit la. cure jusqu'à
trois fois dans un été, toujours assez long-tems
pour provoquer une éruption, et on continuoit
les bains jusqu'à ce qu'elle fût guérie. Son opinion est que des bains semblables doivent atta-
quer les forces.

Fabrice de Hilden, qui a écrit il y a plus de
deux siècles, dit des bains de Pfeffer ce que
Tissot dit de ceux de Leuck, que quelques baigneurs avoient passé dans l'eau tout le tems de
leur séjour.

On objectera peut-être que les bains cités de la
Suisse, ne prouvent pas tout, que dans la plupart, et sur-tout dans ceux où on reste le plus
long-tems, il n'y a que la partie inférieure du
corps soumise à l'action de l'eau, qu'ainsi ils ne
doivent pas relâcher autant que les bains entiers
proprement dits, dont je traite ici. J'observerai
que dans ces bains la partie supérieure du corps
est dans un nuage de vapeurs aqueuses et pénétrantes, qui, d'après toute théorie, devroient
causer plus de relâchement que l'eau simple dans
son état de fluidité ; et dans les bains de Pfeffer,
ces vapeurs agissent fortement sur la peau, et la
rendent tellement sensible à l'impression de l'air
extérieur, que dès qu'une porte s'ouvre, tous
les baigneurs crient à la fois qu'on ait bien vîte
à la fermer. Au reste, si on s'obstinoit à ne regarder les bains de la Suisse que comme des demi-
bains, peu propres à éclaircir ce point, on ne

pourroit du moins rien objecter contre ceux de Landecke en Silésie ; ce sont des bains entiers que l'on prend dans la vue de déterminer une éruption à la peau, et pour l'obtenir on y reste très-long-tems.

Les derniers auteurs qui ont traité de ces eaux, Burghort et Bach, pensent qu'il suffit de passer dans l'eau six heures tous les jours, et la cure entière est de quatre jusqu'à six semaines.

D'après l'opinion reçue, on devroit penser que des bains aussi longs relâchent et affoiblissent ; mais le contraire arrive, les malades les plus foibles y reprennent la santé et les forces ; et ce qu'il est essentiel de remarquer, c'est que l'eau où l'on se baigne le plus long-tems ne contient aucun principe étranger, dont on pût attendre qu'il s'opposât à la foiblesse. Dans toutes les analises qu'on a fait des eaux de Pfeffer, on y a si peu trouvé de parties minérales, qu'elle est reconnue pour l'eau de source la plus pure et la plus légère qui existe ; elle est précisément tiède et au degré de la chaleur du sang humain. Les autres eaux dont j'ai parlé ci-dessus sont de même dans la classe des eaux simples ; celles de Baden, seulement, contiennent un peu de soufre.

Un fait reconnu depuis des siècles, fondé par conséquent sur l'expérience, c'est que les eaux les plus fortes, et qui contiennent des principes propres à contrebalancer le relâchement, sont précisément celles où l'on se baigne le moins long-tems. Dans l'eau de Pyrmont, par exemple, qui est très-forte , on n'a de tout tems pris chaque jour qu'un bain d'une heure.

A Aix-la-Chapelle , dont les eaux sont de toutes celles de ce genre les plus fortes en parties sulfureuses, la durée ordinaire du bain est de 40 minutes : j'y ai trouvé, et sur-tout aux sources chaudes de Borscheid , une si grande quantité de soufre attachée aux couvertures des sources, qu'on pouvoit, à mon grand étonnement, en ôter plusieurs livres. Des savans en Angleterre m'ont fait entrevoir leurs doutes sur ce fait ; ils ne croyoient pas qu'une eau pût charrier et exhaler autant de soufre.

Il résulte au moins de tout ceci, que ce n'est pas à la qualité relâchante des bains chauds qu'est dûe l'estime où ils étoient, et que leur usage , si généralement répandu , et toujours fondé sur l'expérience, prouve que ce n'est pas l'idée qu'on en avoit.

Pomme a écrit, il y a plus de trente ans, l'histoire d'une Dame attaquée de spasmes, qu'il a guérie en la tenant tous les jours douze heures dans un bain tiède , et cela pendant dix mois. Comment cette maladie eût-elle été guérie, si le bain avoit eu l'effet nuisible de relâcher et d'affoiblir ?

Il y a des personnes qui, par état, sont obligées d'être exposées à l'eau chaude avec excès, sans en éprouver de changemens importuns. J'ai lu, il n'y a pas long-tems , sans pouvoir me rappeler où, qu'à de certains bains, une des femmes

avoit pour emploi de tenir dans l'eau les para-
lytiques, à proprement parler, de se baigner
avec eux ; ce qui arrivoit plusieurs fois le jour :
on peut juger de la quantité de bains tièdes
qu'elle prenoit dans le courant d'une année, et
cependant elle n'en éprouvoit aucune incommodité. J'ai pensé, en lisant ce fait, que si les
bains chauds étoient aussi relâchans qu'on l'assure, les femmes employées à un pareil service
devroient éprouver un grand changement dans
leur état, et c'est ce qu'on ne lit nulle part.

Je ne prétends pas dire pour cela qu'il ne
puisse résulter aucun effet pernicieux de l'usage
immodéré des bains tièdes, les choses qui sont
avantageuses en général, peuvent aussi nuire
dans certaines circonstances ; en ce sens l'ancien
proverbe peut toujours avoir la même valeur :

> Balnea, vina, Venus corrompunt corpora sana,
> Corpora sana dabunt, balnea, vina, Venus.

Mon but est proprement de prouver qu'il y a
de l'exagération dans tout ce qu'on a dit contre
les bains chauds, sur-tout que la crainte qu'on
témoigne du relâchement des parties solides n'est
fondée qu'en théorie, et nullement sur l'expérience. J'accorderai volontiers qu'on voit quelques exemples d'effets peu avantageux des bains
chauds. Parmi cent femmes histériques qui ont
parfaitement soutenu les bains, et en ont obtenu
les plus grands avantages, j'en ai vu une dont
les accès se multiplioient dès qu'elle prenoit plusieurs bains de suite ; mais j'ai attribué cet effet

à une irritabilité particulière à la malade, ou à
des causes inconnues, plutôt qu'au relâchement
et à l'affoiblissement; car le bain chaud n'irrite
pas comme tel, il produit même l'effet contraire;
peut-être aussi que l'impression causée par une
situation nouvelle pour la malade, a pu agir
comme *stimulus*. On n'est pas sans rencontrer
de telles constitutions.

M. Tissot cite l'exemple d'une femme qui dut
à un usage excessif des bains une anasarque accompagnée d'une foiblesse extrême. Ce cas est
sûrement très-rare, et je n'en ai pas encore vu
de pareil (*); mais j'ai souvent observé que des
malades, au commencement d'une anasarque
caractérisée, qu'il ne faut pas confondre avec un
simple gonflement œdémateux, empiroient leur
état par les bains tièdes; ce qui n'est pas, selon
moi, un effet du relâchement de la fibre, mais
une suite de l'action de l'eau chaude sur le systême des vaisseaux lymphatiques : car on ne peut
douter que le bain tiède ne soit nuisible, chaque
fois que par une constitution morbifique, les
vaisseaux absorbans attireront de l'atmosphère
une surabondance de parties aqueuses, et que
leurs forces ne seront pas suffisantes pour les
introduire dans la masse des humeurs en circulation. S'il arrive que dans une pareille disposi-

---

(*) Peut-être aussi que ce bouleversement de santé étoit dû à la *trop*
grande chaleur des bains.

tion on mette leurs orifices en contact immédiat
avec l'eau chaude , ils en absorbent une quantité
si grande, qu'ils en seront distendus au point de
ne pouvoir ni se resserrer ni repomper les parties
aqueuses épanchées dans les lames du tissu cellulaire.

Peut-être que dans le cas cité par Tissot, les
vaisseaux absorbans de la peau trop distendus ,
avoient perdu les forces suffisantes pour se dé-
barrasser convenablement des parties aqueuses
dont ils étoient surchargés, et pour repomper
celles qui étoient exhalées dans le tissu cellulaire du système artériel. Cette explication me
paroît au moins avoir plus de vraisemblance que
celle qu'on voudroit fonder sur le relâchement
universel de toutes les fibres du corps par le bain.

Quelques médecins, et Marteau entr'autres ,
ont en partie fondé leur théorie du relâchement
de la fibre , sur l'absorption augmentée dans le
bain ; mais comment imaginer que des vaisseaux
qui n'ont d'autre destination que de charrier
constamment des parties aqueuses , puissent
éprouver du relâchement dans leur structure par
l'absorption des parties absolument semblables?
Ceci ne pourroit avoir lieu qu'autant que leur
action auroit été augmentée au point de leur faire
perdre leur élasticité , comme il arrive à toute
fibre animale dans le même cas. Au reste, comment cette eau auroit-elle le pouvoir de relâcher
toutes les fibres du corps , puisqu'elle reste constamment dans le système des vaisseaux jusqu'à

ce qu'elle soit séparée du sang, après avoir arrosé la masse des humeurs en circulation? On voit donc que les idées qui servent de base à cette théorie, ainsi qu'à tout le système du relâchement, n'offrent aucune clarté, et que leur développement seroit le sujet d'un ouvrage aussi peu agréable que peu utile. Nous examinerons plus bas s'il n'est pas possible que l'eau, en relâchant la peau soumise à son action, produise le même effet sur les autres fibres, par *consensus*.

Une vérité incontestable, et qui se confirme tous les jours, c'est que des corps foibles peuvent être fortifiés par les bains chauds, chaque fois que ceux-ci détruisent la cause morbifique de leur foiblesse, ce qui arrive très-souvent. Dans un corps sain, au contraire, comme il n'y a point de raison d'attendre du bain aucun changement avantageux, la masse des forces n'en recevra aucun accroissement. Il arriveroit plutôt qu'un usage aussi fréquent des bains, sans cause déterminante, et sans aucune précaution propre à contrebalancer leur action, produisît quelque diminution des forces, sur-tout s'ils étoient à un degré de chaleur considérable. Cela vient peut-être de ce que les bains rendent plus sensible au froid et à la rudesse de l'atmosphère; effet qui résulte aussi d'un trop long séjour dans une chambre fortement échauffée par un poële. Peut-être que la cause n'est autre qu'une action particulière sur les nerfs, dont on ne peut rendre raison; peut-être aussi une diminution de l'irritabilité. Au reste, tout ceci se rapporte seulement à l'abus des bains, et jamais à leur usage motivé.

Pour terminer avantageusement ce chapitre, je ne puis mieux faire que de rapporter ici le précepte établi par un de nos meilleurs médecins, dans un ouvrage sur l'*Expérience*, qui depuis plus de trente ans soutient sa réputation, et jouit toujours de la même estime.

M. Zimmermann, mon ami et mon maître, commente une sentence d'Hyppocrate, d'après sa propre expérience. Voici ses paroles : » Hyp- » pocrate a établi une règle dont l'inobserva- » tion cause bien des maux ; il dit que le bain » chaud fortifie chaque fois que la chaleur na- » turelle du corps est supérieure à celle du bain, » et qu'il affoiblit dans le cas contraire ; comme » ma demeure n'est éloignée que d'une petite » lieue des bains renommés d'Habsbourg ou de » Schinznacher , j'ai eu toutes les occasions » possibles de vérifier le précepte d'Hyppocrate. » Le bain trop chaud de Schinznacher est très- » nuisible aux personnes foibles et délicates, » tandis qu'il fortifie généralement ceux qui le » prennent en suivant la règle établie par Hyp- » pocrate , ainsi que je l'ai observé cent fois. » De là vient que j'ai souvent vu des spasmes » d'estomac , et le gonflement qui en est la » suite, de même que des enflures œdémateuses » des pieds, guéris par ces bains; que des ma- » lades affoiblis par la goutte , au point de ne

pouvoir

» pouvoir marcher ni se tenir debout, y repre-
» noient leurs forces, au point de pouvoir faire
» autant de chemin que dans les jours de leur
» parfaite santé ; qu'aux bains d'Habsbourg,
» des officiers guéris, à la vérité, de leurs bles-
» sures, mais encore entièrement affoiblis, ne
» tardoient pas à quitter leurs béquilles : de là
» vient enfin que le bain d'Habsbourg augmente
» les fleurs blanches de quelques femmes, et les
» guérit totalement chez d'autres ; qu'il est nui-
» sible aux enfans rachitiques, quand ils le
» prennent trop chaud, tandis qu'au contraire
» il opère des miracles sur les mêmes sujets,
» lorsqu'on suit la règle établie par Hyppo-
» crate«.

Zimmermann témoigne plus de respect pour cette décision d'Hyppocrate que le bon Zuckert, quoique la description systématique des fontaines de ce dernier soit postérieure à l'ouvrage sur l'expérience.

Zuckert dit tout sèchement (5, 157) que ce sont des subtilités qui ne peuvent trouver place au lit des malades. Il existe encore des médecins d'une opinion semblable, qui tournent en ridicule l'usage du thermomètre dans les bains.

Le grand nombre d'observations que j'ai faites, et qui toutes s'accordent avec le précepte d'Hyppocrate, m'autorisent à le reconnoître comme fondé sur la vérité, et digne du père de la médecine. On trouvera dans la suite de cet ou-

vrage assez de preuves de la possibilité d'en faire
l'application.

Quelques vérités, mais beaucoup plus d'erreurs, ont donné l'être à l'opinion que je me
suis efforcé de réfuter. On a confondu les bains
chauds avec les très-chauds, et la foiblesse avec
le relâchement de la fibre.

On a vu que les bains très-chauds agissoient
avec force sur le corps, et l'affoiblissoient ; et
l'on a conclu que tout ce qu'on nomme *bain
chaud* produisoit les mêmes effets ; on s'est cru
d'autant plus fondé à le faire, qu'on a éprouvé
aussi que l'usage excessif des bains chauds rendoit plus mou, et que quand il n'emportoit pas
la maladie, loin d'accroître les forces, il les
diminuoit.

Comme en outre, l'eau froide resserre la fibre
animale vivante en agissant sur elle comme un
irritant, et que l'eau chaude amollit et relâche
la fibre animale morte, par un procédé mécha-
nique, on a établi là-dessus une belle théorie,
dont il résulte que l'eau chaude doit avoir sur
la fibre animale vivante une action directement
opposée à celle de l'eau froide, et que puisque
celle-ci resserre, l'autre doit relâcher ; de même, en confondant le bain très-chaud, qui affoiblit réellement, avec le bain tiède, on a posé
en principe, que le bain chaud affoiblit en
relâchant.

Je vais examiner maintenant s'il est vrai que
les bains chauds soient échauffans.

CHAPITRE IV.

Les bains chauds sont-ils échauffans ?

LES anciens ne croyoient pas que les bains chauds échauffassent. Hyppocrate les prescrivoit dans les maladies aiguës, comme la péripneumonie. Galien établit en précepte que les bains sont d'une grande utilité à ceux qui ont une grande chaleur interne, et dont les excrémens fument. Beaucoup de modernes pensent autrement. Presque par-tout où l'on ouvre un livre sur les bains, on y trouve posé en principe que les bains chauds sont échauffans.

A Pyrmont, j'ai souvent consulté avec des médecins, qui jamais n'ont voulu m'accorder qu'un bain tiède, de quelques degrés au-dessous de la chaleur du sang du malade, pût ne pas l'échauffer ; et j'ai été forcé de les laisser dans cette opinion, parce qu'il eût été trop long de discuter les raisons de leur erreur.

Avant de rechercher à quoi l'on doit attribuer cette opinion si accréditée, et de voir si elle est fondée, je m'occuperai en passant de la question suivante : *La fibre animale vivante est-elle généralement sujette aux mêmes loix de la chaleur extérieure que les autres corps inanimés?*

Le chaud et le froid détruisent le corps animal, lorsqu'ils pénètrent son intérieur jusqu'à

un certain point ; mais les animaux étant destinés à vivre dans des températures fort différentes , on ne peut s'empêcher de croire qu'il
y ait quelque chose dans leur structure qui s'oppose à l'activité trop grande de ces principes ;
et quant au froid, supposé qu'il soit une matière réelle , rien ne paroît mieux démontré ;
en contact avec le corps vivant, au moyen de
l'atmosphère , et parvenu au plus haut degré,
il lui enlève toute sa chaleur à très-peu près ;
mais cette action n'a lieu ni dans le même tems,
ni dans la même proportion que sur des corps
inanimés de même masse. Il en est de même du
chaud , du moins à un certain degré. On a observé que ce que nous nommons chaleur dans
le corps , qu'elle soit produite par la fièvre , par
le mouvement , par de fortes boissons , etc.
n'augmente que de très-peu le degré de la chaleur naturelle du corps.

On a vu que chez des ouvriers travaillant as-
sidûment près des murailles échauffées par le
soleil le plus ardent, la chaleur naturelle n'augmentoit que de bien peu , quoique le thermomètre fût très-élevé , qu'ils se plaignissent de
l'excessive chaleur , et qu'ils suassent abondamment. La même chose a lieu dans les verreries
et les fonderies. Dans les nombreuses expériences faites dans les pays chauds , pour éclaircir
ce point, on a trouvé que le thermomètre pris
dans la bouche n'est pas monté au-delà de 97
degrés $\frac{1}{2}$, malgré que la chaleur constante de

l'atmosphère fût au-delà de 100 degrés : des expériences très-anciennes présentent les mêmes résultats. Puisque la chaleur pénètre tous les corps connus, excepté la glace, aussi long-tems qu'elle est glacée, il étoit intéressant de savoir, si le corps animal ne faisoit pas exception à la règle générale, et s'il étoit aussi absolument que les autres soumis à l'empire de la chaleur. C'est sans doute pour éclaircir ce point, que des naturalistes Anglois ont fait, il y a vingt ans, des expériences sur eux-mêmes. Blagden nous en donne l'histoire dans le soixante-cinquième volume des *Transactions Philosophiques* : je n'en rapporterai que quelques-unes.

Après un séjour de 15 minutes dans une chambre échauffée à 119 degrés, la chaleur du corps n'excéda pas 100 degrés, quoique le pouls battît cent vingt fois par minute. Lorsque le même individu passa dans une seconde chambre échauffée à 130 degrés, les battemens du pouls s'accrurent jusqu'à 139 par minute, mais la chaleur du corps resta constamment à 100 degrés. D'autres personnes qui étoient déjà restées un certain tems dans des chambres très-chaudes, passèrent dans la chaleur étonnante de 211 degrés, et après sept minutes, la chaleur du corps n'excéda pas 98 degrés.

On a laissé, pendant une demi-heure, une chienne dans une chaleur de 220 à 236 degrés, suffisante pour qu'un morceau de bœuf y fermentât en trente-trois minutes, et au bout de ce tems, elle sortit bien portante et fort agile : on n'a pas désigné le degré de chaleur de l'animal.

Je ne connois que Parr qui ait fait quelques expériences très-insignifiantes pour déterminer comment la chaleur du bain se communique au corps. Il a trouvé qu'un bain de 98 degrés n'augmenteroit pas du tout la chaleur du corps, et qu'un bain de 100 degrés ne l'avoit augmentée que de 2, après un séjour de 20 minutes. On pourroit objecter que la respiration avoit rafraîchi, mais cet effet auroit au moins été compensé par l'accroissement de la circulation. Je n'ai pas eu d'occasion de faire moi-même aucune expérience là-dessus. Celles de l'académicien Mounier étoient sur-tout statistiques, et n'avoient pas pour objet de déterminer le degré de chaleur qu'un bain de 100 degrés communique au corps, mais la perte du poids du corps dans un tel bain.

Je n'ignore pas que les Anglois Leslie et Bell, et depuis eux le célèbre naturaliste Allemand de Crell, ont fait l'observation que le corps vivant ne pouvoit être regardé comme soumis à l'action pure et simple des lois du passage de la chaleur d'un corps moins dense dans un qui l'est plus. Je suis hors d'état de décider ce point de controverse, parce qu'il faudroit un certain nombre d'expériences peu faciles à faire, et pour lesquelles les bains très-chauds nous donneroient plus d'éclaircissemens que nous ne pouvons en attendre d'expériences faites dans l'air fortement échauffé. J'avouerai cependant que l'objection des Anglois me paroît fondée, que l'inégale communication de la chaleur chez différentes personnes semble nous donner une raison de croire que le corps vivant n'est pas à cet égard entièrement soumis aux lois ordinaires de la communication de la chaleur, et que cette différence est en raison de celle de la force d'action d'une constitution comparée à une autre : en tout cas, c'est un point reconnu ; la transpiration du corps vivant, augmentée à proportion de la chaleur dont il est environné, s'oppose au passage de celle-ci, en se chargeant à chaque instant des particules de chaleur qui l'approchent, à l'aide desquelles elle s'exhale sous la forme de vapeurs : et à cet égard au moins le corps vivant se distingue du mort, et est moins susceptible d'être aussitôt pénétré par la chaleur. Ces considérations établies, je passe à la question : *Si les bains chauds sont échauffans ?*

En admettant même, ce dont je doute encore, que les bains très-chauds échauffassent au même degré le corps vivant et le mort, ce ne seroit pas une raison pour croire que des bains tièdes dussent échauffer aussi ; et pourtant on le prétend, et pour le prouver, on allègue que puisque le corps est entièrement échauffé dans une atmosphère de 96 degrés, il devra l'être davantage encore dans l'eau, qui est un corps bien plus dense. On donne aussi pour raison qu'elle agit comme *stimulant*, et enfin, que la compression de l'eau cause une réaction des artères, d'où il résulte accélération dans le cours du sang et augmentation de chaleur en général. Toute cette assertion est faite au hasard et sans examen ; et l'on voit que l'erreur vient de ce qu'on ne distingue pas assez les bains chauds des bains trèschauds.

Conclure de l'action de l'atmosphère à celle d'un bain de chaleur égale, c'est comparer deux choses absolument différentes. Un bain dont la chaleur est de beaucoup au-dessus de celle du sang, échauffera certainement bien plus que le séjour d'égale durée dans une atmosphère de la même température. Personne, par exemple, ne passeroit sept minutes de suite dans un bain de 209 degrés, sans y perdre la vie, quoique le docteur Solander soit resté autant de tems dans un air aussi chaud, sans en éprouver de mal. Mais l'air et le bain chaud, au 96e. degré et au-dessous, ont sous ce rapport des effets entièrement opposés ; il est reconnu que l'air échauffé audelà de 96 degrés, lorsqu'il agit sur toute la surface du corps, est incommode, pénible, lourd et échauffant : mais ceci vient de ce que cet air pénètre nos poumons, et pas du tout de son action sur la surface du corps ; car si l'on est jusqu'au cou seulement dans un pareil air, et que celui que l'on respire soit plus frais, la sensation qui en résultera ne sera qu'agréable : c'est à-peu-près celle qu'on éprouve au lit. Au contraire, le bain, dont la chaleur n'excède pas 96 degrés, n'échauffe absolument point; il suffit, pour s'en convaincre, d'observer celui qui depuis une heure est assis dans un bain semblable, on verra comme il se trouve bien, comme il est calme et dans un état naturel.

Il est impossible aussi qu'à l'aide du simple contact, un corps puisse communiquer à un autre une chaleur plus grande que celle qu'il a lui-même. Il est donc évident que d'après les lois ordinaires de la physique, la chaleur du corps ne pourra recevoir d'accroissement d'un tel bain. On pourroit objecter que le corps vivant, engendrant à chaque instant de nouvelle chaleur, celle-ci doit s'accumuler, lorsqu'il est environné d'un fluide d'une chaleur égale à la sienne; mais, d'une part, la respiration contrebalance cet effet, et de l'autre, chaque foible portion de chaleur, au-delà de celle du sang, sera transmise à l'eau constamment rafraîchie par l'air environnant, qui dans nos climats est rarement à 96 degrés. En admettant même que ces particules émanées du corps augmentassent la chaleur du bain, cela n'iroit jamais au-delà de 96 degrés. L'observation nous prouve, dans nos climats, où l'atmosphère est de beaucoup plus frais qu'un bain de 96 degrés, il faut à chaque 20 minutes y ajouter de l'eau chaude, si l'on veut le maintenir à ce point.

On pourroit imaginer une autre voie par laquelle le bain tiède échaufferoit ; et comme on ne peut supposer ici aucun frottement, il faudroit admettre une irritation particulière, qui, comme on sait, peut produire de la chaleur dans le corps vivant, sans le secours de la chaleur extérieure. A l'exception d'un état de maladie très-rare, jamais la chaleur du corps n'excédera le degré qui lui est naturel, sans que cet effet n'ait été précédé d'accroissement dans la circulation et de fréquence du pouls et de la respiration, quelle que soit la cause qui ait agi, que ce soit irritation, chaleur extérieure ou compression.

Ceci me conduit à l'examen d'une question importante sous plus d'un rapport, quoiqu'on s'en soit peu occupé, et que je ne l'aie trouvé résolue nulle part : *Quels sont les effets du bain sur le pouls et la respiration?* Je traiterai cette question dans le plus grand détail, et je chercherai à en utiliser les résultats. On apprendra par-là en même tems à décider avec connoissance de cause, quels sont les bains qui échauffent, et quels sont ceux qui n'échauffent pas.

CHAPITRE V.

De l'effet des bains sur le pouls et sur la respiration.

Depuis plus de douze ans, j'ai fait sur beaucoup de baigneurs un grand nombre d'observations, concernant les effets des bains sur le pouls, parce que cet objet m'a semblé important, et que je n'ai trouvé nulle part rien de satisfaisant là-dessus, quoique plusieurs auteurs avant moi se soient occupés de ce phénomène ; mais une grande partie de leurs observations sont fausses, et ils n'ont fait aucune application utile de celles qui sont bien faites : ainsi leur ensemble n'a pas été d'un avantage bien important pour la médecine. Il est en effet bien digne de remarque, que quelques bonnes expériences faites il y a plus de trente ans, n'aient pas été mises à profit par des écrivains auxquels elles n'étoient pas inconnues, et qu'on n'en ait pas du tout déduit les conséquences qui en sont une suite nécescessaire, et qui, je n'en doute pas, doivent rendre l'usage des bains généralement plus fréquent : mais ce qu'il y a de plus extraordinaire encore, c'est que M. Marteau, qui a joint à son ouvrage sur les bains des expériences sur le pouls, les mieux faites de toutes celles que j'ai lu ailleurs, n'en ait tiré dans tout son livre au-

cune conséquence utile ; qu'il s'explique en général comme tous ceux qui ont écrit sur cette
matière , et comme s'il n'eût point du tout pensé
à éclaircir ce point, ou qu'il ne s'en fût occupé
que long-tems après. Cependant ses expériences
concernant le pouls, faites de concert avec Poitevin, existoient.long-tems avant son ouvrage.

L'opinion généralement reçue est que le bain
chaud accélère le pouls ; quelques auteurs en
conséquence ont jugé que le bain froid devoit
le ralentir, et Gallien l'assure expressément.
D'autres maintiennent au contraire que le bain
froid augmente aussi la vitesse du pouls , et que
cet effet a indubitablement lieu au commencement du bain, parce que le bain agit comme
stimulant.

Une très-grande partie des auteurs ne traite
pas du tout de cette question ; Maret lui-même,
dans l'article *Bains* de *l'Encyclopédie* , n'a
pas dit un mot des effets du bain sur le pouls,
et avec raison, puisqu'il ne vouloit parler de
l'action des bains que par théorie , et fonder entièrement l'explication qu'il en donne sur la nature du corps animal, et les forces de l'eau pure
combinée avec la chaleur. D'après cette théorie,
je ne vois pas du tout ce qu'il auroit pu dire sur
le pouls, dans son ouvrage postérieur qui a
remporté le prix : il s'occupe du pouls, et nous
dit théoriquement que le bain très-chaud et le
bain froid augmentent extraordinairement le
cours du sang, en contractant les parties solides,

que les bains frais et les bains tièdes, en les relâchant, donnent à la circulation une liberté et
une force modérée ; ce qui est autant que s'il
n'eût rien dit du tout.

Macquart, un des derniers auteurs François
qui aient écrit sur les bains, dit, dans son ouvrage sur les *Propriétés de l'Eau,* que dans le
bain tiède le pouls est plus plein, et qu'il y bat
avec plus de mollesse, mais avec force, et que
peu-à-peu les pulsations se suivent plus rapidement.

Il paroît bien que toute cette confusion vient
de ce qu'on ne se fonde sur aucune observation,
et en partie aussi de ce qu'on s'occupe trop de
l'effet conjecturé de la compression de l'eau, et
enfin, de ce que l'on confond partout les bains
chauds avec les très-chauds. Il est impossible ici
d'obtenir aucun résultat exact, si l'on n'a un
certain nombre d'expériences exactes pour base :
je citerai d'abord celles que j'ai trouvé chez les
autres, et ensuite celles qui me sont propres.
Quoique ce chapitre soit spécialement destiné à
traiter des bains chauds, il sera plus avantageux,
par rapport au pouls, de réunir les trois espèces
de bains, afin de pouvoir examiner de suite leur
action.

Je ne connois que quatre écrivains qui aient
fait connoître leurs expériences sur cet objet,
deux François, Poitevin et Marteau, et deux
Anglois, Hayart et Parr. Ce qu'on trouve chez
Athill d'Édimbourg, concernant les bains froids,

n'est pas assez exact pour mériter le nom d'expériences, c'est tout au plus des projets d'expériences.

Poitevin a fait les siennes dès l'année 1766,
dans les bains qu'il a fait construire sur la Seine;
elles ont été peu connues, parce qu'elles étoient
imprimées sur une couple de feuilles volantes
qui se perdent facilement : au reste, les expériences elles-mêmes n'y étoient pas rapportées,
mais seulement les résultats. Il a trouvé, dit-il,
que dans un bain à 97 degrés de Fahrenheit,
(29 de Réaumur), le pouls n'éprouvoit aucun
changement, qu'il battoit plus vite lorsqu'on
augmentoit la chaleur du bain, qu'à 100 degrés
les pulsations étoient augmentées de 2 par minute, à 102 de 6, à 104 de 15, à 107 de 17, à
111 de 31; et enfin à 113 de 41 par minute.

Lorsqu'au contraire l'eau étoit plus froide que
le corps, la vitesse du pouls diminuoit à-peu-
près dans la même proportion. A 94 degrés de
Fahrenheit, (27 de Réaumur), les pulsations
diminuèrent de 2 par minutes, à 90 de 6, à 88
de 12, à 81 de 17, à 68 de 25 par minute.

Je ne sais en vérité ce que je dois dire de ces
expériences; doit-on, pour ce qu'elles contiennent de vrai, admettre qu'elles aient réellement
été faites, ou à raison des faussetés qu'elles
renferment, doit-on croire que M. Poitevin
n'en a fait aucune? Il est probable qu'il se sera
borné à quelques-unes, auxquelles il aura ajouté
ce qui lui sembloit vraisemblable : peut-être en

aura-t-il généralisé une ou deux. On voit tout de suite que cette grande régularité n'est pas conforme à la marche ordinaire de la nature : le corps n'est pas comme une pendule, qui chaque fois que la corde est tirée, frappe précisément l'heure qu'elle doit frapper.

Marteau, concurrent non couronné de Maret, qui écrit plus d'après l'expérience, rapporte aussi quelques observations concernant l'effet des bains sur le pouls : Marteau est de beaucoup supérieur à Poitevin ; ce que je conçois d'autant moins, que celui-ci étoit présent à quelques - unes des expériences que je vais citer : plusieurs d'entr'elles sont défectueuses ; tantôt on n'indique pas le degré de chaleur de l'eau ; tantôt on compte sans montre à secondes, ou bien, l'on ne dit pas quelle a été la durée du bain pendant l'expérience. Quelques-unes cependant sont complettes, mais dans toutes on a oublié de dire quelle étoit la température de l'atmosphère dans la chambre du bain.

1°. Le pouls de M....., avant d'entrer dans le bain, battoit 66 fois dans une minute ; après avoir été un quart-d'heure dans un bain de 101 degrés, il battoit 89 fois. Dans l'eau échauffée à 106 degrés, il n'y eut, après un court espace de tems, aucune variation dans le pouls. A 107, les battemens furent au nombre de 93, et la sueur parut. (Qu'on se souvienne que Maret nomme tiède un bain pareil, et de 2 degrés en sus, 109 de Fahrenheit, (34 de Réaumur.) A 111 la sueur fut plus forte, et le pouls battit 107 fois : à 113 (36 de Réaumur) le pouls battit 117 fois ; il s'ensuivit serrement de cœur, battement précipité des artères, et vertige ; on fut obligé de rafraîchir l'eau. Peu de minutes après que le bain fut remis à 98 degrés, les battemens du pouls revinrent à 86 ; dans l'eau à 95 degrés, ils tombèrent jusqu'à 78 : le baigneur commença alors à éprouver du froid : ce phénomène s'explique sur la chaleur violente qui avoit précédé, quoique le bain fût à-peu-près au degré de la chaleur du sang.

2°. M. Marteau fit mettre dans un bain frais de 68 degrés, un homme en santé, dont le pouls, sans que la cause en fût connue, battoit d'une vitesse extraordinaire 86 fois par minute. Après deux minutes de séjour dans le bain, le pouls battoit environ 67 fois ; après un demi-quart-d'heure 66 ; et après une heure entière ; à-peu-près 61 fois.

3°. Chez un autre, le pouls, avant d'entrer dans l'eau, battoit 72 fois ; après 4 minutes de séjour dans un bain de 93 degrés, il n'y eut plus que 70 pulsations ; dans l'eau rafraîchie jusqu'à 88, le pouls, après quelque tems, battit encore 60 fois.

4°. Chez un quatrième, les battemens du pouls étoient au nombre de 70 dans un bain de 83 degrés ; elles tombèrent dans les premières minutes jusqu'à 53, et elles remontèrent à 56 après un séjour de 10 minutes. On échauffa l'eau

jusqu'à

jusqu'à 86 degrés, et quelque tems après, il y eut 65 pulsations ; lorsqu'ensuite le bain fut porté à 88 degrés, on ne compta plus que 36 pulsations. J'avoue que je ne conçois rien à ce phénomène, comme effet du bain ; et l'explication qu'en donne Marteau ne le rend pas plus intelligible. Il faut, si les observateurs ne se sont pas trompés, que le baigneur ne fût pas dans son état naturel, et alors ce fait ne présente plus de difficulté.

5°. Dans un bain de 81 degrés, le pouls tomba de 6 pulsations dans un quart-d'heure (de 76 à 70) et après une demi - heure, il n'y eut plus que 67 battemens foibles ; on porta la chaleur du bain jusqu'à 93 degrés, mais les battemens n'allèrent pas au-delà de 68, ce qui ne fait qu'un seul de différence, pour 11 degrés de chaleur.

Voilà à-peu-près ce qu'on trouve d'expériences utiles dans l'ouvrage de Marteau. Elles ne sont rien moins que mal faites, et dans la suite j'en confirmerai plusieurs : la plus grande partie des miennes étoient faites, lorsque l'ouvrage de Marteau me parvint, et j'ai été surpris d'avoir été précédé par un homme aussi habile ; mais je l'ai été bien plus, en lisant sa Dissertation. Il ne tire aucun avantage de ses bonnes observations, n'en déduit aucune conséquence, et s'amuse, selon l'usage ordinaire, à faire des théories, en confondant partout les bains chauds avec les très-chauds. Il dit, par exemple, §. 57, qu'un bain de 106 degrés rend le pouls plus grand, plus fort et plus lent, ce qu'il explique, comme de coutume, mécaniquement. Sa méthode est celle qu'ont suivi presque tous les auteurs qui ont traité des bains, celle de Limbourg, médecin de Spa, dans sa *Dissertation sur les Bains d'Eau douce*, antérieure à celle de Marteau. L'eau, disent-ils, plus pesante que l'air, en comprimant les parties extérieures du corps, fait refluer le sang à l'extérieur, la réaction du cœur et des artères en acquiert plus de force, et la circulation du sang plus de rapidité. Ce raisonnement est très-beau en apparence; c'est dommage que l'expérience y soit contraire : celle-ci nous apprend à ne pas appliquer aussi absolument les lois ordinaires de la physique au corps animal, dans lequel il existe un principe toujours agissant, qui a le pouvoir de leur résister, et de les modifier. Il est à observer aussi, que les raisonnemens de Marteau ne sont fondés sur aucuns calculs propres à les confirmer, et l'on ne peut guère s'empêcher de croire que sa Dissertation étoit déjà écrite, quand il a fait ses expériences, qui, en effet, semblent y avoir été adaptées, et qui n'ont point un rapport exact avec l'ouvrage, quoiqu'elles donnent à celui-ci un mérite réel, tandis que beaucoup d'écrits sur les bains n'en ont absolument aucun.

On trouve dans les *Essais d'Edimbourg*, quelques expériences d'un S'. Parr, que je dois rapporter ici. Il a observé que le pouls n'éprouva aucun changement dans un bain de 96 degrés;

qu'à 98 il battit un peu plus vîte ; qu'à 100 degrés, les pulsations montèrent progressivement de 60 à 72 dans l'espace de vingt minutes, et que le pouls devint plus plein ; mais qu'après le bain il battit plus lentement qu'à l'ordinaire. A 102 degrés de chaleur, les battemens augmentèrent au-delà de l'état naturel, de 32 par minute, dans l'espace d'une demi-heure ; la sueur parut, et peu après le bain, le pouls revint à son état naturel. A 104 degrés, vingt minutes suffirent pour donner au pouls la même vitesse qu'il n'avoit acquis qu'après une demi-heure dans le bain de 102. A 106, tous les effets étoient augmentés, la chaleur insupportable ; mais on ne désigne pas le nombre des battemens du pouls.

On voit que Parr n'a fait d'expériences que sur ce que j'appelle les bains très-chauds, dont les effets sont le mieux connus, et dont l'usage est très-rare, si on le compare avec celui qu'on fait des bains chauds.

Haygarth n'a pas lui-même publié les expériences qu'il a faites sur cet objet ; Salconner, ce savant médecin de Bath, les rapporte dans son ouvrage sur les *Eaux minérales.* De six de ces expériences, cinq concernent les bains très-chauds, qu'il a poussés jusqu'à 114 degrés. Chez un des baigneurs, les battemens du pouls ont augmenté de 73 jusqu'à 114 ; chez un autre, depuis 65 jusqu'à 110 ; et enfin, chez un troisième, depuis 62 jusqu'à 69. Chez tous, la sueur a été abondante, et les vaisseaux sanguins très-dilatés. Il est impossible qu'il n'y ait ici de l'erreur ; il est certain aussi, ou que la dernière expérience est inexacte, ou qu'elle n'a pas été faite. On y rapporte que le pouls, dans un bain de 93 degrés, a augmenté depuis 72 jusqu'à 84 pulsations : ce qui n'a pu avoir eu lieu que par des causes accessoires dont on ne parle pas.

En général ces expériences du docteur Haygarth me paroissent les plus douteuses de toutes : j'aurois attendu de 110 et de 114 degrés de chaleur, des effets beaucoup plus violens que ceux qu'il rapporte.

Voilà tout ce que j'ai trouvé chez les auteurs, d'expériences relatives au pouls, faites avec quelque précision : le docteur Stevenson en a fait, il est vrai, une couple sur les bains de pied; mais comme il n'a pas déterminé leur degré de chaleur, elles ne sont d'aucune importance.

Je me suis donné assez de peine pour rechercher ce que les anciens et les médecins des siècles postérieurs pensoient des bains. Il faut que j'avoue que mon travail n'a pas été récompensé. Ces derniers, et sur-tout les Arabes et les Italiens, ont beaucoup écrit sur les bains; mais leurs nombreux volumes contiennent peu de choses utiles. L'opinion de Galien, la leur, et quelques autorités, voilà la matière de leurs ouvrages : les opinions des docteurs sont à-peu-près chez eux d'un aussi grand poids qu'en jurisprudence.

Je me suis particulièrement occupé de ce que pensoient les anciens de l'action des bains sur le pouls ; et quoique je ne sois pas le premier qui ait fait des observations sur le pouls dans le bain , comme je prends quelque part à leur utilité , je désirerois épargner aux savans la peine de m'objecter que c'est une chose très-ancienne , et depuis long - tems tombée dans l'oubli.

Je citerai sur-tout Galien , qui traite de l'action des bains sur le pouls, dans des chapitres particuliers , *De mutatione pulsuum ex balneis calidis et frigidis.*

Je m'attendois , après avoir lu ces titres, à y trouver quelque chose d'important, mais la plus grande partie de ce qu'il dit là-dessus se rapporte à l'usage prolongé des bains : voici ses paroles : » Des bains fréquens , une vie molle , » causent la mollesse du pouls. Plus loin : L'u- » sage modéré des bains , rend le pouls grand , » lui donne plus de force et plus de vitesse ; » leur abus le rend petit et foible , et malgré » cela plus prompt «.

Et dans un autre endroit : » Chez celui qui » fait des exercices du corps ou qui prend des » bains chauds, le pouls et la respiration de- » viennent plus fréquens «. On verra , par la suite , que cela n'est vrai que des bains très-chauds.

Galien ajoute encore : » Les changemens que » le pouls éprouve par les bains chauds ou

» froids, sont de peu de durée : il revient bien-
» tôt à son état naturel «.

Les deux dernières maximes concernent,
comme on le voit, l'action immédiate du bain ;
et quant au dernier point, il a, dans la plupart
des cas, raison : on ne peut attendre de lui
rien de plus exact ; les instrumens lui man-
quoient, et sans une montre à secondes et un
thermomètre, il est impossible de faire aucune
observation exacte.

Depuis Galien, Avicenne est le premier chez
lequel je trouve quelque chose sur cet objet :
il pense que les bains chauds donnent au commencement plus de force au pouls , et qu'ensuite , par leur action amollissante, ils le rendent plus foible. Ce qu'il dit des bains froids
vaut un peu mieux : » Lorsque le froid pénètre
» jusque dans l'intérieur , le pouls bat plus
» lentement, et devient plus petit ; si au con-
» traire son action se borne aux parties exté-
» rieures, il augmente la force, et le pouls en
» devient plus plein et plus fréquent «.

Les deux commentateurs d'Avicenne , Gentilis Fuliginar, et Jacques de Partibus, n'ajou-
tent rien d'important à ce que dit leur auteur ;
ils cherchent plutôt à expliquer , par des argu-
mens fort obscurs, pourquoi, d'après la décision d'Avicenne et de Galien , le pouls doit
battre de telle manière dans le bain, qu'ils ne
disent comment il y bat réellement. Voilà tout
ce que j'ai trouvé chez les anciens de relatif à

cette question, et l'on voit que ce sont des demi-vérités dont on ne peut tirer rien de bien utile.

Je viens à mes propres expériences ; d'un grand nombre que j'ai faites, je ne rapporterai que celles qui sont nécessaires pour déterminer l'action réelle des bains sur le pouls, et prouver que la nature suit, à la vérité, une loi, mais avec de grandes modifications.

Je regarde comme un point reconnu, que les bains chauds accélèrent le pouls, et personne, je crois, n'en doute. C'est en partie pour cette raison que j'ai cru que peu d'expériences suffisoient, et aussi, parce qu'on a généralement peu d'occasions de prescrire des bains trèschauds.

Au surplus, toutes les expériences que je rapporte ici ont été faites avec la plus grande attention, avec une montre à secondes, et d'excellens thermomètres, partie faits par Ramsden.

Première Observation.

Un jeune homme attaqué d'une maladie de consomption, avoit constamment le pouls fréquent et un peu fiévreux, et après une heure du plus grand repos dans une chambre à peine échauffée à 58 degrés, je comptai 98 pulsations : il entra dans le bain chauffé précisément à 98 degrés ; après huit minutes, le pouls ne battit que 92 fois, et 88 fois seulement après 30 minutes. Il se louoit beaucoup du sentiment de bien-être qu'il éprouvoit dans le bain. Lorsque je le revis le soir, le pouls étoit redevenu aussi fiévreux qu'il l'étoit avant (*).

Seconde Observation.

Une Demoiselle, agée de 12 ans, sans être malade, avoit 96 pulsations avant d'entrer au bain dans une chambre chauffée à 74 degrés; après une demi-heure le pouls ne battit plus que 80 fois.

Troisième Observation.

Une Dame, âgée de 36 ans, d'un tempérament très-vif et d'un feu qu'on rencontre rarement sous le ciel du Nord, avoit habituellement 84 pulsations par minute. Elle n'avoit jamais pris de bain, et le premier lui causa du trouble et de la frayeur, qui, joints à un sentiment de malaise, me déterminèrent à lui faire donner un verre de vin ; malgré cela, le pouls, après une demi-heure, tomba de 94 pulsations à 72 : le bain étoit d'eau pure, et la chaleur de la chambre de 69 degrés.

Quatrième Observation.

Je suis moi-même entré dans un bain de 93 degrés, avec 70 pulsations, ma chambre étant chauffée à 70 degrés. L'habitude que j'ai de l'eau froide me fit trouver le bain un peu chaud, et j'éprouvai de l'anxiété

(*) Parr et d'autres assurent avoir observé qu'un bain de 96 degrés n'opéroit aucun changement sur le pouls : cette observation prouve contr'eux. En la revoyant en dernier lieu , je trouve parmi d'autres défectuosités que j'aurois dû la faire sur un homme en santé , la fièvre pouvant ici causer quelque différence. On verra cependant dans le huitième chapitre, où j'explique les causes de l'action des bains sur le pouls , qu'un bain de 96 degrés doit ralentir le pouls dans l'état de santé , au moins dans les cas ordinaires.

et un état de spasme. Je fis rafraîchir le bain d'un
degré, et une demi-heure après mon pouls ne battoit plus que 60 fois.

Cinquième Observation.

Dans une chambre chauffée à 74 degrés, une Dame,
âgée de 38 ans, avoit, avant d'entrer au bain, 78 pulsations dans l'eau à 92 degrés, chaleur qu'elle trou-
voit agréable ; le pouls, après une demi-heure, ne
battit plus que 70 fois.

Sixième Observation.

Dans une chambre chauffée à 78 degrés, un homme,
âgé de 50 ans, avoit, avant d'entrer dans le bain, 73
pulsations. L'eau étoit à 92 degrés et lui parut un
peu trop chaude. Après une demi-heure, le pouls
battoit encore 72 fois par minute, une seule pulsation de moins qu'avant le bain.

Septième Observation.

Dans une chambre chauffée à 76 degrés, le pouls
d'un homme hypocondriaque, âgé de 60 ans, battoit
96 fois par minute, avec un sentiment de malaise;
après un séjour de trois quarts-d'heure dans un bain
de 90 degrés, il ne battit plus que 68 fois.

Huitième Observation.

Deux jours après, le même, dont la chambre étoit
chauffée à 72 degrés, avoit 80 pulsations, son bain,
lorsqu'il y entra, étoit de 89 degrés, et au moment
d'en sortir encore de 88. Il y avoit passé une heure,
et quoiqu'il eût éprouvé en en sortant un frisson considérable, je ne trouvai, après qu'il se fut réchauffé
dans son lit, que 60 pulsations.

Neuvième Observation.

Une Dame, âgée de 27 ans, dont le genre nerveux étoit extrêmement irritable, et qui éprouvoit
souvent des spasmes, se baigna dans une chambre
chauffée à 75 degrés, le pouls battoit 96 fois, et le
bain étoit de 90 degrés : après 25 minutes tout étoit
comme avant le bain, et après 35 il y avoit encore
94 pulsations : il est à remarquer qu'elle craignoit
beaucoup le bain.

Dixième Observation.

Deux jours après, le pouls de la même battoit 80
fois par minute, avant d'entrer dans le bain d'eau
simple, chauffé à 90 degrés ; trois quarts-d'heure
après il y avoit 92 pulsations ; elle étoit dans un état
de spasme. Autant que je m'en souvienne, c'est la
seule fois (*) que j'ai vu le pouls augmenter dans le
bain, mais on peut y tomber malade.

Onzième Observation.

La même se baigna encore deux jours après. Avant
d'entrer dans l'eau le pouls battoit 98 fois, le bain
chauffé à 91 degrés ; après trois quarts-d'heure les pulsations étoient tombées jusqu'à 80 degrés. Je dois, en
passant, remarquer que cette Dame, dans un état
de foiblesse et de sensibilité extrême, malade depuis
très-long-tems, sans jamais avoir pu être soulagée de
ses douleurs et de ses spasmes, fut rétablie après quatre
semaines d'usage des bains.

Douzième Observation.

Je me baignai une autre fois dans une chambre

(*) On trouvera dans la suite une observation semblable.

chauffée à 72 degrés; mon pouls, avant le bain, battoit
63 fois, le bain étoit à 89 degrés. Une heure et demie après, je ne comptai que 54 pulsations : j'éprouvai un sentiment de bien-être peu ordinaire, mes
nerfs étant à cette époque entièrement irritables.

Treizième Observation.

Un jeune Russe qui souffroit beaucoup d'une maladie nerveuse, se baigna un jour qu'il étoit dans un
état d'irritation considérable, tant par la chaleur de
l'atmosphère que par ses spasmes ordinaires. Avant
le bain le pouls battoit 104 fois, la chambre étoit
chauffée à 77 degrés, l'eau à 90 ; vingt minutes après
il ne battoit plus que 64 fois.

Quatorzième Observation.

Le pouls d'un enfant de 7 ans, presque toujours malade, battoit 144 fois par minute, dans une chambre
chauffée à 60 degrés; le bain où je le fis mettre étoit
de 88, et 20 minutes après je comptai encore 116 pulsations.

Quinzième Observation.

J'ai observé une bien forte diminution du pouls
sur un enfant de 21 mois, qui étoit dans un état co-
mateux et convulsif qui ne laissoit aucun espoir, puisqu'il mourut environ 16 heures après. Le pouls étoit
si fréquent qu'il me fut impossible, malgré la plus
grande attention, de compter ses battemens, il y en
avoit plus de 16 dans une seconde, ce qui fait environ
200 par minute. Je fis mettre cet enfant dans un bain
de 95 degrés : mon thermomètre placé sous son épaule,
n'étant pas monté plus haut; il parut même qu'il le

trouva agréable, puisqu'il y resta fort tranquille une
demi-heure. J'observai que les pulsations étoient plus
distinctes et plus lentes, et après une heure j'en pus
compter 140 dans une minute, ce qui fait une diminution de 60.

Toutes les observations citées jusqu'ici ne concernent que le bain tiède au-dessus de 85 degrés ; celles
qui suivent se rapportent aux bains frais et aux bains
froids.

Seizième Observation.

Le même homme qui fait le sujet de la cinquième
Observation, et dont le pouls dans un bain de 92 degrés ne diminua que d'une pulsation, se baigna quelques années ensuite dans une chambre échauffée par
la chaleur de l'atmosphère, en été, et dans de l'eau
chauffée à 82 degrés ; les pulsations, qui avant le bain
étoient au nombre de 76 par minute, tombèrent à 68
après trois quarts-d'heure.

Dix-septième Observation.

Un jeune homme, doué de peu de force musculaire,
avoit 72 pulsations par minute, la chambre étant
chauffée à 73 degrés, la température du bain de 80 ;
après une demi-heure on le rafraîchît jusque 77,
et dès ce moment le pouls ne battit plus que 66 fois.

Dix-huitième Observation.

Dans une chambre chauffée à 70 degrés, le pouls
d'une Dame âgée de 25 ans, qui avoit beaucoup souffert d'attaques de nerfs, battoit 96 fois par minute ;
trois quarts-d'heure après être entrée dans un bain de
80 degrés il battoit encore 72 fois.

Dix-neuvième Observation.

Un jeune homme hypocondriaque, qui avoit beaucoup souffert de battemens de cœur, avoit, avant le
bain, 8o pulsations, dans une chambre au degré de
l'atmosphère, pendant l'été, le bain étoit à 75 degrés,
et après un séjour de quatre minutes (*) le pouls ne
battit plus que 70 fois.

Vingtième Observation.

Le même avoit avant le bain 66 pulsations, dans
une chambre chauffée à 64 degrés, le bain étoit de
73 ; et 7 minutes après le nombre des pulsations étoit
le même qu'avant.

Vingt-unième Observation.

Le même avoit 74 pulsations dans une chambre
au degré de chaleur de l'atmosphère pendant l'été,
le bain étoit comme le précédent de 73, et 7 minutes après il y avoit 72 pulsations.

Vingt-deuxième Observation.

Le même, une autre fois, avoit 78 pulsations dans
un bain à 70 degrés ; 15 minutes après le pouls battoit
encore 76 fois.

Vingt-troisième Observation.

Le même, après avoir fait quelqu'exercice, avoit
avant le bain 86 pulsations, après un séjour de 7
minutes dans un bain très-frais de 63 degrés, il y
avoit encore 88 pulsations.

Vingt-quatrième Observation.

Un homme en santé, et très-habitué aux bains

(*) Le bain fut d'une aussi courte durée, parce que c'étoit le premier.

froids , avoit 80 pulsations au moment d'entrer dans un bain froid de 60 degrés ; 15 minutes après j'en comptai 82, mais il avoit fait beaucoup de mouvement dans l'eau : à ma prière il s'y tint plus tranquille , et 45 minutes après le pouls battoit entre 72 et 75 fois. Il éprouvoit un peu de froid, et le pouls étoit quelque-fois intermittent. Après le bain , quoique la peau fût brûlante, qu'il fut habillé et en mouvement, il con-serva toujours 72 pulsations.

Je n'ai ordinairement jamais prescrit de bains plus froids qu'à 60 degrés, et toujours momentanément, soit en faisant plonger le malade , ou en l'arrosant d'eau froide, comme on le verra dans le dernier cha-pitre de cet ouvrage qui traite des bains froids. En général , on ne devroit jamais prescrire de bains froids proprement dits. On peut se jeter dans l'eau froide, y plonger , mais on ne doit jamais y rester plus d'une minute, à moins de nager ou d'y faire du mouvement.

Il est rare qu'on ait à prescrire des bains très-chauds; aussi n'ai-je pu faire que peu d'expériences pour déterminer leur effet sur le pouls ; je ne les ai pas même jugé nécessaires , parce qu'il est impossible qu'il n'accélèrent plus ou moins la circulation : voici les résultats de la seule observation que j'aie eu occasion de faire.

Vingt-cinquième Observation.

Un homme, âgé de 30 ans, dans la maladie duquel je jugeai qu'un bain chaud pouvoit être avantageux, avoit 78 pulsations assez foibles par minute, dans une chambre à 60 degrés de chaleur, et dans un plein re-pos ; il entra dans un bain de 98 degrés ; après cinq mi-nutes son visage, ordinairement pâle, me parut avoir

plus de couleur, le pouls resta le même; 15 minutes
après il y avoit deux battemens de plus, et le pouls
étoit un peu plus plein. Je fis porter la chaleur à
100 degrés, le visage devint sensiblement plus rouge,
la sueur parut, et après 10 minutes le pouls battit
92 fois, ce qui fait une augmentation de 12 battemens
par minute. Cet état lui ayant paru insupportable, je
fis rafraîchir le bain, où il se trouva ensuite très-
bien : il continua avec beaucoup de succès les bains de
98 degrés, pendant quelques semaines.

Je pourrois très-aisément donner une plus grande
quantité d'observations, mais, excepté les expériences
que j'emploierai dans la suite comme preuves, et
lorsque l'occasion s'en présentera, celles que j'ajou-
terois ici ne seroient d'aucune utilité, et un plus
grand nombre seroit fastidieux.

Cependant pour aider le lecteur dans l'examen des
observations citées, je veux rassembler succinctement
les conclusions qu'on peut tirer de celles-ci et de beaucoup d'autres faites sur les bains par rapport au pouls.

1°. Tout bain d'une chaleur au-dessous de 96 degrés, diminue la fréquence du pouls, toutes les fois
que des causes particulières ne s'opposent pas à cet
effet.

2°. Plus le pouls est fréquent et plus il s'écarte de
l'état naturel, plus le bain le diminue. Il faut observer
pourtant que dans une partie des observations citées,
la diminution du pouls n'est pas due au bain seul;
chez plusieurs individus, le mouvement, la crainte,
des spasmes, etc. avoient accéléré le pouls, qui seroit
revenu à son état naturel sans le secours du bain.

3°. La température du bain qui paroît le plus avoir
la faculté de diminuer le pouls, est celle que je dé-

signe sous le nom de *chaude* ou *tiède*, entre 96 et 85 degrés de Fahrenheit. Je dis *paroît avoir*, parce que j'ai fait peu d'expériences exactes sur les bains frais et froids. Je n'ai jamais prescrit de bains frais d'une durée égale à celle des bains tièdes; ainsi j'ignore l'effet qu'ils eussent produit après une heure. Celles d'Athill manquent d'exactitude, lorsqu'il dit que dans un bain froid de 53 degrés les pulsations sont tombées de 76 à 60; il les avoit comptées précisément au sortir du bain, le baigneur n'avoit pas habituellement plus de 70 pulsations, à moins d'une disposition particulière, et la durée du bain n'est pas désignée.

4°. Plus les bains se prolongeoient, plus la fréquence du pouls diminuoit; et l'on a vu que sur moi-même un bain d'une heure et demie a diminué les pulsations de 63 jusque 54. Je n'ai pas observé encore quel pouvoit être le terme de cette action.

5°. Quoique le bain chaud diminue la fréquence du pouls, et qu'à quelques exceptions près, qui sont très-rares, cette règle soit générale, il n'y a pas cependant de loi certaine d'après laquelle se dirige ce phénomène, et l'expérience nous apprend qu'il varie beaucoup. Bien loin que, comme l'assure Poitevin, chaque degré de diminution de la chaleur du bain ralentisse le pouls d'un nombre certain de battemens, l'action de la même température, sur le même individu, n'est pas la même à diverses époques; à plus forte raison, sur des constitutions différentes. D'où peut venir cette variété d'actions? C'est ce que je ne puis décider; mais il m'a paru que le plus ou le moins de mobilité nerveuse, qui, comme on sait, varie chez chaque individu selon les circonstances, joue au moins en cela un grand rôle.

Pour

Pour terminer ces observations, je dois rapporter
le seul cas que j'aie vu, où le bain , même souvent répété , n'a causé immédiatement aucune diminution
d'un pouls qui n'étoit pas naturel.

Je fus consulté par une Dame, depuis long-tems
très-incommodée, et qui étoit alors dans un état si mi-
sérable, que les médecins l'avoient jugé phthisique , à
raison de la fréquence de son pouls et de son amai-
grissement. Elle avoit constamment depuis 100 jusqu'à
106 pulsations par minute, et quelquefois même 120
et au-delà, avec un malaise considérable, état que
l'on nommoit fièvre. Le moindre mouvement accélé-
roit le pouls à ce point, mais sans ce sentiment de
malaise.

Parmi le petit nombre de remèdes, sur lesquels je
fondai quelqu'espérance, le bain fut le premier, parce
que je crus par-là sur-tout pouvoir donner de la régularité au pouls, et la malade commença tout de suite
à en faire usage, quoique l'automne fût fort avancé et
qu'il fît passablement froid.

Le pouls, avant le premier bain, avoit battu 120 fois,
et après une demi-heure il étoit à peine diminué de 2
pulsations, mais le soir et la matinée suivante il n'y
en eut plus que 96, ce que je n'avois pas encore trouvé.

Avant le second bain , les pulsations étoient au
nombre de 120 dans l'eau, il y en eut 122 au commencement; j'attribuai cela à la crainte du bain , mais le
pouls resta constamment le même, quoique j'eusse fait
rafraîchir l'eau jusqu'à 90 degrés. Presque toujours le
pouls étoit plus fréquent le jour du bain. Après qu'elle
se fut baignée 12 fois, je comptai généralement hors du
bain 94 pulsations, mais dans le treizième il y en eut
encore 106.

F

La santé de cette Dame étoit déjà entièrement rétablie, ses règles même, qu'elle avoit perdues depuis un
an, revenoient très-régulièrement, et malgré cela le
pouls n'étoit pas encore naturel, les pulsations ne
furent jamais au-dessous de 94; souvent elles mon-
toient à 116. Ce ne fut qu'après plusieurs mois que je
le trouvai naturel, quoique toujours disposé à redevenir fréquent par les plus petites causes.

Si je devois expliquer cette irrégularité, je la mettrois sur le compte d'une mobilité nerveuse extraordinaire, qui manifestoit principalement ses effets sur le
pouls, et dont une habitude de quelques années avoit
singulièrement augmenté la puissance. Les moindres
mouvemens du corps, tout ce qui occupoit sa pensée,
augmentoit la fréquence du pouls; et comme cette
malade étoit restée depuis tant de mois couchée ou
assise, je pense que le mouvement du corps nécessaire
pour entrer au bain étoit suffisant pour accélérer le
pouls, et que le bain, malgré son action calmante,
ne pouvoit rien changer à cet état des choses. Il m'a
paru aussi que les affections de l'ame contribuoient
à cet effet, parce que, malgré la grande confiance
de la malade dans le bain, le pouls étoit toujours plus
fréquent le matin avant d'y entrer qu'après, ou les
jours qu'elle ne se baignoit pas; et j'ai généralement
observé, après le rétablissement de sa santé, que toutes
les fois que son imagination étoit vivement affectée,
le pouls battoit beaucoup plus vite qu'à l'ordinaire,
et toujours pour quelque tems.

Comme il paroît, d'après tout ce qu'on vient de lire,
que le bain chaud par lui-même n'accélère jamais le
pouls, et qu'au contraire il le ralentit presque toujours,
le reproche qu'on lui fait d'échauffer tombe entière-

ment. Cependant je ne dois pas oublier de dire ici que j'ai entendu quelques personnes (quoiqu'en très-petit nombre) se plaindre d'éprouver l'après-dîner un sentiment de chaleur, lorsqu'elles s'étoient baignées le matin, et cela ne leur arrivoit pas tous les jours. Je n'ai jamais trouvé cette incommodité assez grande pour qu'on dût discontinuer les bains, et comme elle arrivoit toujours après le dîner, je l'ai rapportée en grande partie à des causes accidentelles; le dîner et le vin pouvoient y être pour quelque chose. Chez la plupart, ce n'étoit peut-être qu'une sensation de chaleur brûlante à la peau, ordinaire chez ceux qui boivent des eaux minérales, et produite par l'action des matières contenues dans celles-ci sur les nerfs de la peau. J'ai quelquefois aussi entendu les mêmes plaintes à la suite des bains dans l'eau simple, et alors on peut expliquer cela chez les personnes qui ont la peau délicate et très-irritable, par le changement que la peau éprouve lorsqu'elle est long-tems en contact avec l'eau, puis essuyée, peut-être même un peu frottée, et de nouveau exposée à l'air.

Je n'ai jamais vu d'échauffement réel ni d'accélération du pouls que j'eusse pu attribuer au bain.

A moins d'un état extraordinaire des organes de la respiration, aidé d'un stimulus particulier, la respiration suit toujours la marche de la circulation du sang; si celle-ci est rapide, la respiration est fréquente. Floyer compte quatre battemens de pouls pour une respiration complète (*). Haller en compte précisé-

---

(*) Ce seroit un travail très-utile de mettre à neuf l'ouvrage de Floyer, *Pulse Watch*, d'après nos connoissances actuelles et des observations particulières.

ment autant; mais il étoit à présumer que cette règle n'étoit pas invariable. Aussi Sanctorius en compte davantage ; Boerhaave, Stahïlin et quelques autres, moins : ceux-ci ont bien raison, lorsqu'il s'agit de l'état naturel de santé dans un plein repos.

Le pouls accéléré, n'accélère que progressivement la respiration, et alors la réaction de celle-ci sur la circulation, n'est pas à beaucoup près, de la même importance.

C'est à raison de cette influence du pouls sur la respiration, qu'il m'a paru convenable de parler des effets du bain chaud sur l'un et sur l'autre dans le même chapitre.

Le bain chaud ralentit régulièrement la respiration après un certain tems ; il y a sûrement des cas où elle acquiert un peu de fréquence, sur-tout au commencement du bain ; mais cela vient ou du défaut d'habitude des bains, ou du changement causé par la compression de l'eau sur les muscles du bas-ventre et sur ceux de la poitrine, ou bien lorsque cet effet se prolonge ou a lieu plus tard dans le bain, il est dû à une irritabilité du corps assez grande, pour qu'un bain de la chaleur la plus douce puisse agir comme stimulus : quoi qu'il en soit, la respiration éprouve toujours plus ou moins de changement dans le bain, au moins pour un certain tems. Lors même qu'elle est très-lente, on observe que l'inspiration exige un effort un peu plus considérable, et que l'expiration se termine par une petite secousse : effet évident de la grande compression de l'eau sur la poitrine et le bas-ventre.

J'ai négligé d'observer avec la montre à secondes, les changemens qu'éprouve le pouls dans le bain ; je laisse ce soin à un autre, avec celui de réparer beaucoup d'autres omissions.

Il y a quelques difficultés à faire ces expériences sur
soi-même; l'attention que l'on met à observer sa respiration y cause du changement, parce qu'elle est à
moitié arbitraire, qu'ainsi elle dépend des affections
de l'ame; sur d'autres on a quelque peine à saisir et
compter les mouvemens d'une respiration légère et
naturelle, et on ne s'occupera pas sûrement de celle
qui sera sonore et non naturelle. On doit toujours se
garder de prévenir celui sur qui on veut faire ces observations, mais, pour ainsi dire, surprendre les mouvemens de sa respiration, qui seroient aisément changés
par l'attention qu'il y donneroit.

J'ai trop souvent remarqué le ralentissement de la
respiration dans le bain chaud pour avoir là-dessus le
moindre doute; malgré que je n'en aie pas compté les
mouvemens avec une montre à secondes, je me rappelle d'avoir lu une observation semblable, sans savoir
où; mais le tems m'a manqué, lors de la dernière ré-
vision de mon ouvrage, pour faire de longues recherches là-dessus. Il est naturel que la respiration participe au calme de toute la machine, et qu'elle devienne
plus lente, lorsque le pouls bat lentement. Tandis
qu'au contraire, chez les personnes qui entrent avec
anxiété et crainte dans le bain, elle sera accélérée
pour autant de tems que cette disposition de l'ame
existera.

CHAPITRE VI.

Observations sur les effets des bains tièdes sur le pouls, et leur application dans le traitement des maladies.

Il existe une grande quantité de moyens d'accélérer le pouls ; mais, hors les mouvemens doux et purement passifs, de voguer, de se balancer, qui, selon Schmith (*), doivent diminuer la fréquence du pouls, et dont on n'a pas toujours l'occasion de faire usage, il n'y a, à ma connoissance, dans toute la médecine, aucun remède capable de diminuer immédiatement la fréquence du pouls d'une manière sensible, quoique douce, et sans produire d'autres grands changemens. L'ipécacuanha, les autres remèdes propres à faire vomir, et à causer des nausées, semblent avoir cette faculté, mais ils ne l'exercent sûrement pas d'une manière douce. J'espère dans ce Chapitre enrichir notre matière

(*) L'ouvrage de Caermichael Schmith, sur *l'utilité de ces exercices dans la phthisie*, a produit beaucoup d'effet en Angleterre. J'ai vu dans l'hiver des années 1787 et 1788, beaucoup de malades se rendre à la salle de Merlin, pour se balancer dans son bateau aérien ; quant aux résultats, je ne les ai pas observés ; mais Merlin recommandoit à tous l'ouvrage de Schmith, *On the effects of Swinging*. On a dit que Gilchrist accordoit au mouvement du vaisseau la faculté de ralentir le pouls ; mais je n'ai pas trouvé cette observation dans son ouvrage.

médicale d'un remède plus réel, et par-là remplir une lacune essentielle.

En raisonnant d'après la théorie, on auroit
pu croire que l'opium ralentissoit le pouls ; et
j'ai lu quelque part cette assertion toute récente,
mais l'observation prouve le contraire, il augmente le nombre des pulsations.

Il me semble que la force qu'a le camphre de
diminuer les battemens du pouls, n'est pas de
nature à ce qu'on puisse se permettre de le donner dans cette vue ; d'après toutes les apparen-
ces, il ne produit pas cet effet quand on le
donne comme remède et à petite dose ; mais
seulement lorsque pris en trop grande quantité,
il ébranle le corps avec violence, et d'une manière préjudiciable. D'après les expériences de
l'Anglois Alexander, vingt grains de camphre,
pris à l'intérieur, diminuent le pouls de deux,
jusqu'à trois pulsations ; ce qui est de nulle importance ; 40 grains le diminuent à la vérité de
dix pulsations, mais il en résulte un état convulsif, avec fureur, écume à la bouche, et stu-
pidité, ce qui dénote un ébranlement terrible
de tout le système : ainsi le camphre ralentit
le pouls de manière à n'oser jamais l'employer,
ou au moins dans un bien petit nombre de cas.

La digitale pourprée a aussi la propriété de
ralentir le pouls ; toutefois, dans mes expériences, elle n'a produit cet effet qu'à la dose
de 4 grains le matin, et autant le soir ; mais
alors, elle excite un tel tumulte dans le corps,

qu'il vaut mieux laisser le pouls comme il est, que de le tranquilliser à ce prix. J'ai observé aussi qu'elle rendoit le pouls irrégulier, au lieu de le ralentir réellement et avec régularité. En général, je ne crois pas que ce remède violent, et qui, d'après mon expérience, n'agit pas aussi particulièrement sur les urines qu'on le prétend, soit jamais d'un usage bien étendu.

Parmi les différentes propriétés de quelques autres plantes vénéneuses, on compte aussi celle de ralentir le pouls ; mais je doute que sous ce rapport on en tire jamais une grande utilité.

Les bains chauds sont donc, jusqu'à présent, le seul moyen de ralentir immédiatement le pouls d'une manière sensible, avec douceur et sans aucun inconvénient, dans la plupart des cas, et ce remède est presque toujours facile à administrer. Si le fait n'est pas neuf, au moins l'application l'est-elle.

La première conséquence à déduire de ce qui a été dit ci-dessus, c'est que l'on peut, sans hésiter, non-seulement permettre le bain dans les maladies aiguës, lorsqu'il n'y a d'ailleurs rien qui s'y oppose, mais que dans bien des cas, on doit le prescrire et en attendre le plus grand avantage, et que très-certainement on ne le prescrit pas assez.

L'usage des bains, dans les maladies aiguës, est très-ancien, et tout empirique : Hyppocrate en parle dans plusieurs endroits de ses écrits.

Je trouve sur-tout un passage remarquable dans le livre *de Victu acutor XXX*, I jusques XI. Il recommande de ne pas baigner ceux qui ont la fièvre, lorsqu'on n'a pas pour cela toutes les dispositions nécessaires, parce qu'on pourroit alors aisément leur nuire (par exemple, si au sortir du bain ils se refroidissent, etc.); mais qu'on peut les baigner deux fois le jour, quand tout ce qui est nécessaire se trouve réuni, que le malade doit éviter de faire du mouvement lorsqu'il se baigne ; que le bain est d'un grand soulagement dans l'inflammation des poumons, le point de côté, et les douleurs des reins ; mais qu'on doit bien se garder de baigner les malades qui ont du dégoût, qui vomissent, qui crachent de la bile, et qui ont des saignemens de nez. C'est avec bien de la vérité, et sans doute d'après l'expérience, qu'il ajoute : qu'*on ne doit pas baigner les foibles* (*). Dans un autre endroit (*Aphor.* 7, 42), il dit : Les fièvres qui ne sont pas causées par la bile, seront emportées par l'eau chaude versée sur la tête du malade, (qui devoit être assis dans le bain.) Galien, Celse, Caelius Aurelianus et d'autres, font çà et là l'éloge des bains dans les maladies fébriles, mais

---

(*) Lorsque je dis, d'après Hyppocrate, qu'on ne doit pas pres-crire le bain dans les maladies aiguës, lorsque le malade est très-foible, cette assertion ne contredit en aucune manière celles qu'on a lues dans le quatrième chapitre : on trouvera là-dessus, dans la suite de l'ouvrage, des éclaircissemens suffisans.

principalement dans les fièvres intermittentes, sans qu'il puisse cependant résulter un grand avantage de leur méthode superficielle et empirique. Mesué prescrit les bains dans une fièvre causée par l'action d'un purgatif violent. Lorsque, dit cet Auteur, la chaleur de la fièvre est considérable, il faut user de remèdes rafraîchissans, et humecter le corps par le moyen des bains. Averroës prétend au contraire qu'on ne doit les prescrire qu'à la fin des fièvres ; qu'ils sont nuisibles au commencement de la maladie. Avicenne conseille les bains dans la fièvre éphémère, quelles qu'en soient les causes, comme échauffement, boissons fortes, veilles, travaux, efforts, etc.

Les écrivains postérieurs, Sennert, Rivière, et Fernel prescrivent les bains dans les maladies aiguës ; et le dernier pense, contre l'opinion ordinaire, qu'ils peuvent préparer la coction. Selon Prosper Alpin, les Égyptiens faisoient un grand usage des bains dans toutes les fièvres, la peste exceptée.

De nos jours on prescrit encore, quoique rarement, les bains dans les maladies aiguës ; et l'état fébrile n'est pas une raison de s'en abstenir (au moins pour quelques médecins) quand le cas l'exige, par exemple, lorsqu'il existe des douleurs, des spasmes, des mouvemens convulsifs, ou d'autres symptômes pour lesquels ils sont indiqués. Dans les coliques, les douleurs causées par la pierre, les rétentions d'urine,

les rhumatismes, on regarde les bains comme
un remède essentiel, et la présence de la fièvre
dans ces maladies n'empêche aucun médecin
de les prescrire. Long-tems avant de m'être
occupé particulièrement de la nature des bains,
je les ai ordonnés dans plusieurs maladies accompagnées de fièvres, et dans une inflammation
très-dangereuse du rectum, où j'ai obtenu, des
bains fréquens et prolongés, des avantages sensibles, et un grand soulagement des violentes
douleurs.

A moins d'y être déterminé par quelques
symptômes particuliers, on prescrit peu de
bains dans les maladies aiguës. Gilchrist, dans
son ouvrage sur les *Voyages maritimes*, dit
quelques chose de général sur leur usage dans
l'état fébrile ; il se fonde sur-tout sur les anciens, et son opinion est qu'ils peuvent favoriser les sueurs critiques. On a dit de cet Auteur,
qu'il ajoutoit aux bains des substances émollientes, des sons, des tripes, et la décoction
des plantes émollientes, et qu'il en conseilloit
l'usage plusieurs fois le jour ; mais je n'ai pas
trouvé un mot de tout cela dans son ouvrage,
au moins dans l'édition de 1771.

Huxam recommande les bains chauds dans
toutes les maladies inflammatoires, pour opérer
une détente.

En 1776, Sabarot de la Vernière, médecin
François, essaya, dans une pleurésie vraie, de
faire tirer du sang à son malade dans un bain

tiède , et il assure l'avoir rétabli extraordinairement vite. J'ai trouvé cette histoire dans un écrit périodique françois sans aucune réflexion ultérieure ; ainsi je ne puis connoître ni le motif qui a déterminé le médecin à procéder ainsi , ni les autres circonstances de son observation.

Le docteur Falconner dit en général , que les bains ne sont pas un moyen à rejeter dans les fièvres ; il ne cite aucune expérience , mais il croit que les bains peuvent être avantageux , comme stimulans , dans les fièvres où il y a une grande prostation de force , pour exciter les esprits vitaux. On verra dans la suite , que ce savant médecin a , sur l'usage des bains dans les maladies aiguës , une manière de voir presqu'opposée à la mienne.

Celse et Paul Eginette ont recommandé les bains chauds dans la dyssenterie. Parmi les modernes , M. Bilguer est celui qui en a le plus étendu l'usage dans cette maladie et dans les fièvres putrides. Il en a éprouvé de grands avantages dans la campagne de l'armée Prussienne , en 1778 ; il prescrivoit des bains à la chaleur du sang (96 degrés), dans la vue de transmettre dans la masse des humeurs , par la voie des vaisseaux absorbans , les substances antiseptiques ajoutées aux bains , et dans les fièvres putrides , où la chaleur est plus grande que dans l'état naturel , il se proposoit de rafraîchir ; il a observé que les dyssentériques étoient toujours mieux et plus vifs après le bain , et qu'ils repre-

noient sensiblement leurs forces. Le chirurgien
Anglois Rollo, recommande aussi les bains dans
la dyssenterie, mais plutôt dans le premier période de la maladie qu'ensuite.

M. Selle rapporte que dans le grand hôpital
qui lui est confié, à Berlin, il a souvent éprouvé
de bons effets des bains dans les fièvres opiniâtres, après qu'il avoit d'abord évacué les
causes matérielles de la maladie, et que jamais
il n'en est résulté rien de fâcheux. Chez beaucoup de gens du peuple, ils sont utiles, en dé-
barrassant la peau des saletés qui souvent offrent
un obstacle invincible à l'éruption des sueurs;
ils la ramolissent, et leur action s'étend au systême des vaisseaux, et à toute la machine; ils
rendent la circulation plus libre et plus égale,
ce qui favorise les évacuations nécessaires, et
les sécrétions. Cet excellent médecin recommande ailleurs, d'après Alexander, les bains
chauds comme véhicule des remèdes qu'on ne
peut faire avaler en quantité suffisante. Par
exemple, chez les enfans; ou de ceux qui, comme le nitre, sont insupportables pour quelques
estomacs.

A Naples, j'ai appris dans mes conversations
avec quelques médecins de cette ville, que l'on
éprouvoit un grand avantage des bains dans
une maladie meurtrière, inconnue parmi nous,
qu'ils nomment *malacia*, qui est produite par
les émanations marécageuses, et sur-tout celles
des Marais-Pontins; elle attaque principalement

ceux qui dorment dans l'atmosphère des marais,
fût-ce même en voyageant dans une voiture ;
observation qui a déjà été faite par Lancisi. Je
n'ai pas eu occasion de connoître de plus près
la nature de cette maladie, et aucun écrivain,
que je sache, n'en a traité depuis Lancisi, dont
l'ouvrage a spécialement pour objet les maladies
épidémiques de Rome (*); je me souviens seulement que cette maladie est de longue durée ;
que ceux qui en sont attaqués ne meurent guère
que vers le vingt-huitième jour ; que la convalescence en est extrêmement longue ; que même
des hommes robustes sont attaqués fréquemment de convulsions violentes ; qu'au total, c'est
une maladie excessivement douloureuse. J'ai
vu à Terracine des personnes qui en étoient
guéries depuis deux ans, chez lesquelles ni la
couleur, ni les forces, ni la vivacité n'étoient
rétablies. De sept personnes qui demeuroient
et servoient dans l'auberge agréable et com-
mode, qui se trouve dans le voisinage des marais, et qui commirent l'imprudence d'y rester
jusqu'à la fin de mai, contre leur coutume,
parce qu'alors le passage étoit considérable,
trois seulement en revinrent vivans. Je ne puis
dire que l'opinion que j'ai que cette maladie

(*) Je prends cette occasion de rappeler au docteur Cirillo à Naples,
un des médecins les plus éclairés et les plus expérimentés que je connoisse, la promesse verbale qu'il m'a faite de s'occuper d'un ouvrage
sur cette maladie, propre à en donner une idée aux médecins étrangers.

approche de la nature des fièvres intermittentes
soit fondée, ne connoissant pas celle des médecins Italiens. J'ai trop peu de notions sur cette
maladie, pour pouvoir déterminer par quels
motifs on y prescrit les bains.

Je rappellerai à peine ici les bains qu'on fait
prendre à la fin de quelques maladies fébriles.
Il est assez ordinaire aussi d'en prescrire après
une fièvre d'éruption; mais alors ils n'ont plus
de rapport à la maladie elle-même, quoiqu'ils
soient souvent très-utiles.

On peut souvent prescrire le bain avec le plus
grand succès, dans les maladies aiguës, pour
appaiser certains symptômes, adoucir les douleurs, procurer du calme, ramollir et nettoyer
la peau, guérir des attaques de nerfs, et détendre; mais il est encore des cas, où, sans s'occuper de symptômes particuliers, on peut en
attendre de grands avantages, parce qu'ils modèrent la grande violence de la fièvre, au moins
pour un tems. C'est sans doute gagner beaucoup
dans une maladie grave, que de diminuer pendant une couple d'heures, une fièvre violente
et destructive, dût-elle redevenir ensuite aussi
forte qu'auparavant, ce qui, la plupart du
tems, n'arrive pas; on gagne par-là quelquefois du tems, et c'est tout gagner. Je ne don-
nerai pas à cette idée toute l'étendue dont elle
est susceptible; je laisserai à d'autres le soin
d'en faire l'application qu'on peut en faire. Je
me borne principalement ici à une maladie,

dans laquelle, à la vérité, on conseille quelquefois les bains, quoique rarement, et jamais par
les motifs et pour le but qui me déterminent
à les prescrire. Je veux parler de la petite-vérole et de l'usage des bains pendant la durée de
la première fièvre. L'action des bains sur le pouls
m'a seule conduit à cette idée.

L'usage des bains dans la petite-vérole n'est
pas très-ordinaire ; le plus souvent il est empirique, ou considéré comme une sorte de pallia-
tif ; mais il n'est pas nouveau, quoique pourtant
pas aussi ancien que le prétend Marteau, lorsqu'il dit que les Arabes prescrivoient des bains
dans la petite-vérole, et d'après le témoignage
de Rhasès, avec beaucoup de succès. Si l'on s'en
rapportoit à cette assertion, il s'ensuivroit que
l'usage des bains seroit de la même date que la
connoissance que nous avons de cette maladie ;
car il est pleinement démontré que Rhasès est
le premier qui ait décidemment écrit avec clarté
sur la petite-vérole (*) : mais je n'ai trouvé dans
aucun des écrits de cet Arabe, qu'il recomman-
dât les bains ; il dit au contraire, en propres

(*) Je ne conçois pas comment il est arrivé que beaucoup de savans
aient pu, les uns après les autres, citer Dioscoride, comme ayant
déjà parlé des bains de vapeurs dans la petite-vérole. Cela prouve que
l'on parle souvent d'après autrui, sans se donner la peine de vérifier
es faits. Qu'il soit question de Dioscoride, Phocus, ou Anararbée
la chose seroit impossible, s'il est vrai que les Arabes aient les premiers connu cette maladie, ainsi que l'a démontré sans réplique, il y
peu de tems, un des médecins les plus savans de notre siècle,
M. Gruner de *Jéna*.

termes

termes, que les bains ne valent rien, lors de l'é-
ruption de la petite-vérole, parce qu'ils échauffent et oppriment les forces. Il va jusqu'à dire
dans un autre endroit : » Je n'ai jamais vu que
» les bains aient été avantageux aux fiévreux
» dans aucunes circonstances «. Il conseille, à la
verité, dans le période de l'éruption, d'exposer
tout le corps (le visage excepté) à la vapeur de
l'eau très-chaude, et ensuite encore, pour amener les boutons à maturité. Tout ceci se trouve,
il est vrai, cité dans un autre endroit de l'ouvrage de Marteau ; mais d'après sa première assertion, on devroit croire que Rhasés, outre la
vapeur de l'eau chaude, auroit réellement encore fait usage des bains dans la petite-vérole,
ce qui n'est pas : quoique d'ailleurs la méthode
rafraîchissante qu'il prescrit dans bien des cas,
prouve qu'on traitoit mieux alors cette maladie
qu'on ne le faisoit chez nous, il y a 50 ans, et
même plus tard.

Avicenne et Albucacis ont depuis, à l'exemple
de Rhasès, conseillé les bains de vapeurs, mais
aucun des Anciens n'a parlé des bains proprement dits. Personne aujourd'hui ne croira avec
Hahn que la petite-vérole ait été connue des
Grecs et des Romains, et l'on n'appliquera pas
à cette maladie, ce que dit en passant, Celse de
l'usage des bains chauds dans les maladies éruptives, pour lesquelles il conseille de suer dans le
bain ; ce qui ne peut se rapporter à la petite-vé-

G

role, puisqu'on ne sue que dans un bain très-chaud.

Il paroît que dans les tems postérieurs on a pareillement fait usage des fomentations. Dans la première moitié du seizième siècle, Houlier, savant médecin de Paris, les a employées et recommandées, quoiqu'il fût l'ennemi de la doctrine des Arabes, et qu'il s'occupât de rétablir la médecine Hyppocratique : il faisoit cuire des substances émollientes dans l'eau destinée à servir pour les bains de vapeurs. Forestus, qui a vécu à-peu-près dans le même tems, ne parle pas du tout des bains de vapeurs dans ses écrits, quoiqu'il ait connu les ouvrages de Rhazès, qu'il les ait cité, et que, comme lui, il recommande beaucoup un traitement rafraîchissant, modéré ; car il avertit expressément d'éviter le grand froid, et cite deux cas où la mort en a été la suite.

Baccius est peut-être le plus ancien de tous les écrivains chez lequel on trouve un mot dit en passant, qu'on pourroit interpréter de manière à faire croire que l'usage des bains dans la petite-vérole lui étoit connu. Voici ses paroles : *Papulis autem ac variolis ex alto ad cutem educendis, omnia quae diximus calorifica, attrahentia ac sudorem cientia conferunt.* En admettant que le mot *variolae* désigne réellement la petite-vérole, on voit clairement qu'il veut en provoquer l'éruption par des bains très-chauds: on n'en trouve ensuite plus un mot dans ses écrits.

Il me faudroit plus de tems que je n'en puis
consacrer à ce travail, pour extraire d'une grande
quantité de volumes tout ce qui concerne le seul
usage des bains dans la petite-vérole, et il ne
résulteroit d'autre avantage que celui d'avoir satisfait la curiosité. Je m'interdis donc toutes recherches ultérieures, et je me borne à dire que
je ne trouve rien d'écrit sur l'usage des bains
dans la petite-vérole, avant le 18°. siècle. Sydenham, qui a rendu de si grands services dans le
traitement de la petite-vérole, ce restaurateur
de l'ancienne méthode rafraîchissante, (si lui-
même n'en est l'inventeur,) n'a pu rien dire des
bains dans cette maladie, puisque, comme je
l'ai observé plus haut, il n'en parle en général
dans aucun endroit de ses ouvrages; il ne connoît même pas les bains de vapeurs des Arabes.
On ne trouve pas un mot sur les bains dans
Morton, qui traite amplement de cette maladie.
Baglivi faisoit fomenter la plante des pieds et les
mains avec des éponges imbibées d'une décoction émolliente, chaque fois qu'à l'époque de
l'éruption le sang se portoit à la tête, et qu'il y
avoit tension au-dessous des fausses côtes : il se
loue beaucoup des bons effets de cette méthode.

Lemery me paroît être le premier qui ait vraiment prescrit le bain dans la petite-vérole; et ce
traitement est regardé, dans les *Mémoires de
l'Académie de Paris*, comme hardi, extraordinaire et inusité, quoique suivi de succès. Il

G 2

reconnut chez un de ses malades tous les symptômes précurseurs de la petite-vérole , et l'éruption ne se faisoit pas, la peau étoit sèche et rude,
ce qui le décida à faire mettre son malade dans
un bain chaud ; l'éruption se fit, et la maladie se
termina heureusement. Après Lemery, on cite
communément Martin, médecin Suisse, pour
avoir fait usage des bains dans la petite vérole ;
mais c'est à tort ; Martin n'a pas prescrit de
bains proprement dits , il a fait fomenter tout le
corps avec des linges trempés dans l'eau chaude,
jusqu'à ce que les boutons parussent ; ce moyen
favorisa l'éruption , calma les symptômes , et il
en résulta que le malade fut peu marqué. Je renvoie ceux qui désireront plus de détails là-dessus
aux *Mémoires de l'Académie des Sciences de
Paris,* année 1737.

Après Lemery, quelques médecins ont prescrit de tems à autre unbain dans la petite-vérole , mais jamais cette méthode n'a été générale , même de notre tems. Il paroît qu'on a plus
parlé de ce remède qu'on ne l'a employé. Parmi
nos plus grands médecins , quelques-uns n'ont
pas même articulé le mot *bain.* Boerhaave, par
exemple, lorsqu'il traite de la petite-vérole , n'en
dit pas un mot. Il recommande seulement, dans
ses Aphorismes. de fomenter la surface du corps
avant l'éruption , à-peu-près à la manière des
Arabes, et il dit expressément que c'est dans la
vue de ramollir la peau. Dans ses Lettres à Bas-
sand, il recommande les bains de pied dans la

même vue, et il se fonde sur l'histoire d'un cas qu'il rapporte.

La Mettrie, dans son ouvrage sur la petite-vérole, écrit il y a un peu plus de 50 ans, assure avoir fait baigner des enfans dans l'eau tiède, afin d'assouplir la peau et de favoriser l'éruption.

Trois médecins Italiens ont donné dans leur langue de petits écrits, où ils doivent recommander les bains, (je n'ai pu me les procurer). L'un d'eux est Octavio Nerucci qui, en 1748, a fait imprimer un écrit en forme de lettre sur cette méthode ; il a suivi tout le traitement populaire et empirique des Hongrois, décrit par Ficher, (dont je parlerai ci-après,) et fait baigner ses malades pendant toute la durée de la maladie. L'autre, Morando Morandi, a fait une Dissertation, imprimée à Ancône dans l'année 1753, sous le titre, *Della cura del vajuolo*, de laquelle il résulte qu'il a fait usage des bains à-peu-près de la même manière que le premier. Le troisième est Azzoguidi, qui dans une lettre *Sopra il vajuolo*, regarde le bain de tout le corps comme un excellent moyen de provoquer l'éruption. Il cite un ancien médecin nommé *Bouvard* (*), pour avoir recommandé cette méthode. Stevenson, médecin d'Édimbourg, faisoit (en

-----

(*) Il y a eu dans la première moitié du dix-septième siècle deux médecins de ce nom qui n'ont écrit que des thèses.

1754) fomenter trois ou quatre fois chaque jour, avec de l'eau chaude, le visage, les cuisses, et tout le corps, pendant la durée de la première fièvre, pour faciliter l'éruption. Je ne puis juger clairement, d'après cette observation que je trouve dans un journal, s'il a simplement fait usage des fomentations, ou s'il a réellement prescrit le bain. Huram recommande, avant l'éruption, de fomenter deux ou trois fois le jour pendant quelques minutes, avec du lait ou de l'eau tiède, les jambes et les hanches des malades attaqués de petite-vérole, dont la constitution est trop robuste, et chez lesquels la fièvre a un caractère inflammatoire, de faire prendre même des bains entiers. Ses vues sont de détourner l'éruption de la tête, et il assure avoir employé avec succès cette méthode pendant plusieurs années.

Olivier, médecin de St.-Tropez en Provence, donne dans le *Journal de Médecine* de Vandermonde, de 1760, l'histoire d'un enfant qui, à l'époque de l'éruption, éprouva des attaques de convulsions violentes, qu'on ne put arrêter ni par des vomitifs, ni par des calmans, et contre lesquelles l'opium même fut donné sans succès. Il se décida à faire mettre l'enfant dans le bain, malgré l'opposition de ses parens. A l'instant même il se trouva mieux ; un sommeil doux survint, et après une demi-heure la petite-vérole commença à paroître. Elle fut d'une mauvaise qualité ; mais l'enfant guérit parfaitement.

Stack, médecin Anglois, a fait imprimer,
en 1764, quelques observations, où il rapporte
qu'il a fait prendre des bains chauds à trois enfans attaqués de petite-vérole , qu'ils en ont
éprouvé de très-bons effets ; mais aucun n'a été
baigné avant l'éruption ; et d'ailleurs ces observations ne sont pas faites avec assez d'exactitude. Marteau s'arrête long-tems à prouver que
les bains chauds doivent être utiles dans la petite-
vérole : ses vues sont de faciliter l'éruption, de
la détourner du visage, de ramollir la peau ; et
après qu'elle est faite, de détendre, de calmer
les douleurs, et les spasmes. Il joint à ces réflexions l'histoire d'un cas où il a prescrit le
bain avec succès , cinq jours après l'éruption.
Ce qu'on y voit de remarquable , c'est qu'au
moment de la fièvre la plus forte, accompagnée
d'accidens de toute espèce, et lorsque les boutons étoient applatis en grande partie , il a fait
mettre l'enfant de douze ans dans un bain de
33 degrés de Réaumur , 106 de Fahrenheit,
qu'il s'y est bien trouvé, qu'il y a dormi, que
le pouls y est devenu plus calme et plus fort :
il ne dit pas quelle a été la durée du bain , mais ,
une chaleur de 106 degrés est si grande , que
je doute qu'on ose prescrire un pareil bain à
un malade fortement attaqué de petite-vérole ,
sans qu'il en résulte de mauvais effets , quand
d'ailleurs les pustules acquerroient par-là immédiatement, un peu d'élévation. De plus , il
est bien impossible de dormir dans un bain aussi

chaud ; et enfin, le pouls peut y devenir plus plein, mais sûrement pas plus calme. Marteau rapporte encore deux observations des médecins Boulanger et Dufour, qui ont prescrit, avec succès, les bains après l'éruption presque faite : le délire cessa par leur usage.

Lieutaud dit, en passant, qu'on peut faire prendre des bains chauds, lorsque l'éruption ne se fait pas. Il ajoute que les bains et les fomentations des pieds, sont d'un avantage égal. Boursier parle en faveur des bains chauds ; mais, selon toute apparence, il ne les a jamais mis en usage dans sa pratique.

M. Tissot, si j'en juge par ses écrits, n'a prescrit que des bains de pied dans la petite-vérole. Macquart, dans son ouvrage sur les *Propriétés de l'Eau,* ne rappelle qu'historiquement l'usage des bains pour faciliter l'éruption, la détourner du visage sur le tronc, et sur les parties extérieures. Il ne cite rien qui lui soit propre, et sûrement il se trompe fort, quand il attribue la même opinion à Sydenham : on sait, par ce que j'ai dit ci-dessus, que ce grand médecin n'a pas dit un mot des bains dans tous ses ouvrages.

C'est tout ce que j'ai trouvé dans les écrits des médecins étrangers, sur l'usage des bains dans la petite-vérole, depuis que je me suis occupé de cet objet. En Allemagne, on a peu parlé de l'utilité des bains dans cette maladie : ce remède y est connu, et on le rappelle le plus souvent dans le nombre de ceux à employer, mais on s'en sert rarement. Fr. Hoffmann, Werlhoff et beaucoup de médecins Allemands, qui ont écrit sur la petite-vérole, n'en disent absolument rien. Ce qu'Hahn dit à ce sujet, ne peut être cité ici, car il veut qu'on lave les boutons avec de l'eau passablement fraîche. Pour diminuer la trop grande chaleur, il ne recommande, en général, et seulement en passant, que l'eau froide ; il allègue, en faveur de son opinion, la coutume des Africains, qui, lorsqu'ils sont attaqués de cette maladie, se baignent tous les jours plusieurs fois dans la mer : les exemples qu'il tire de la *Psychrologie de Floyer*, prouvent bien clairement qu'il ne recommande que l'eau froide. Ce n'est qu'à la fin de la maladie qu'il permet l'eau chaude, à cause du renouvellement de la peau.

Van-Swieten paroît porté pour les bains dans la petite-vérole, et il les regarde comme propres à faciliter l'éruption. Il ne confirme, à la vérité, pas cette opinion par sa propre expérience ; mais il cite en sa faveur l'usage empirique remarquable qu'en fait le peuple d'un petit canton de Hongrie, et dont je parlerai bientôt.

De Haen dit seulement, en général, que l'on peut, dans la petite-vérole, prendre deux fois le jour, un bain de pied jusqu'aux genoux, même un demi-bain émollient, que tout le corps doit, autant que possible, être dans un état de mollesse et de relâchement. Il n'en dit pas davantage, et rien d'après l'expérience.

Haller a quelquefois parlé, dans les journaux, de l'utilité des bains chauds dans la petite-vérole, et d'après la pensée de Boerhaave, parce qu'ils amollissent la peau, facilitent l'éruption, et détournent les boutons du visage sur les parties extérieures. Les écrivains Allemands les plus modernes, qui ont traité de cette maladie, font, à la vérité, mention des bains comme d'un remède très - utile ; et malgré cela, l'usage des bains, bien loin d'avoir été généralement adopté, est encore aujourd'hui très-rare. Je ne me souviens pas non plus d'avoir vu nulle part une épidémie où l'on ait prescrit les bains. L'auteur, plein de mérite, du *Manuel pratique*, M. Vogel de Rostock, recommande les bains dans plusieurs endroits de sa *Dissertation sur la petite-vérole*, et sur-tout dans les attaques de spasmes; mais je ne trouve aucune observation particulière à l'auteur. M. Hildebrand, dans ses observations sur la petite-vérole, est le seul des écrivains les plus modernes, chez lequel je trouve au moins un essai de ce remède. Il a fait prendre trois bains à un enfant de neuf mois, chez qui l'éruption ne se faisoit pas; il y avoit spasme et froid des extrémités ; mais il n'en a retiré aucune utilité réelle, puisque l'enfant mourut pendant l'éruption (*). Beaucoup d'au-

---

(*) J'avois depuis long-tems écrit ceci lorsque j'ai trouvé dans un

teurs modernes, qui ont écrit sur la petite-vérole, ne disent pas un mot des bains : de ce
nombre sont, Rosenstein, Walker, Cullen, etc.
Les principes des derniers, sont qu'il faut, autant que possible, diminuer la quantité des
boutons : c'est sous ce point de vue que l'air
frais leur plaît, et que sûrement l'usage des
bains ne s'ajusteroit pas à leur théorie. D'autres
les rejettent tout-à-fait. Ludvig se prononce
contre, dans sa dissertation sur l'usage des remèdes extérieurs dans la petite-vérole. Il y dit
que non-seulement ils sont inutiles, tant pour
préparer, que pour favoriser l'éruption ; qu'ils
sont même dangereux, et que l'on voit que les
parties humectées par l'eau sont moins couvertes
de boutons que celles qui sont restées sèches (*).
Le savant Cotugno, médecin de Naples, s'explique encore plus fortement contre les bains ;
il dit que l'humidité s'oppose à l'éruption, et
que la sècheresse la favorise. Je me rappelle

écrit nouveau de M. Hufelant, sur la petite-vérole, ouvrage sans contredit du plus grand mérite, et où aucun remède important n'est oublié, que cet auteur ne fait mention que des bains de pieds et des fomentations sur le bas-ventre et les extrémités inférieures, sans dire
un mot des bains ; ce qui prouve incontestablement que ce remède est
d'un usage peu étendu.

(*) Ceci est tout-à-fait sans fondement ; j'ai fait prendre avant l'é-
ruption, à un enfant inoculé, des bains de pieds, et fait laver ses mains
dans l'eau chaude ; et j'ai observé que cet enfant n'a eu au visage que
vingt-deux boutons, et qu'au contraire il y en avoit une grande quantité aux pieds : les ayant comptés sur une main seule, il n'y en avoit
pas moins de soixante et dix.

aussi d'avoir oui-dire à des médecins Allemands, très-éclairés, que l'usage des bains (il étoit alors question des bains de pied) exigeoit beaucoup de circonspection, parce qu'ils seroient dangereux dans une disposition à ce que nous nommons putridité. Pringle est du même sentiment, il ne croit les bains avantageux que dans l'état inflammatoire. Il y a en cela quelque chose de vrai ; si ce n'est en théorie, du moins dans la nature de la chose, et je me garderai bien d'indiquer les bains comme un remède toujours avantageux dans la petite-vérole.

Au reste, il faut, dans des choses de cette nature, préférer l'expérience au raisonnement, et d'après cela, l'usage empirique qu'on en fait avec succès, depuis des siècles, dans un coin du monde (les monts Crapacks) a excité mon attention au plus haut point.

Depuis bien des années, j'avois dans la tête l'usage du bain chaud dans la petite-vérole, pour un cas certain exactement déterminé, et aisé à juger : *la diminution de la première fièvre.* Avant d'avoir pu en venir à faire là-dessus des expériences, ou seulement vérifier ce que peut-être d'autres écrivains disent de ce remède dans la petite-vérole, les raisons sur lesquelles ils établissent leur sentiment, et si quelqu'autre, avant moi, avoit eu la même idée. Lorsqu'enfin j'ai pu m'en occuper, les commentaires de Van-Swieten m'ont fait connoître un petit écrit, qui a pour titre : *De remedio rusticano*

variolas per balneum. — *Curandi , auctore*
D. Fischer. 'Jen rapporterai ici quelques traits
les plus remarquables , quoiqu'aucun ne se
rapporte à mon idée, qui n'a été manifestée par
personne. Ce médecin Hongrois rapporte , que
lorsqu'il exerçoit la médecine, en 1721 , dans
la contrée d'Arava, il avoit ouï parler de l'usage
singulier et immémorial des bains parmi le peuple , et qu'il s'étoit convaincu par ses yeux, de
la vérité de ce qu'on lui avoit dit, et que tout
le traitement consiste , en ce qu'aussi tôt qu'un
enfant tombe malade , pendant une épidémie
de petite-vérole , et qu'on soupçonne qu'il
pourra en être atteint, on l'asseoit chaque jour
dans un bain d'eau tempérée , fût-ce même en
hiver , quoique le pays soit très-élevé et extrêmement froid. Au sortir du bain , on enveloppe
l'enfant dans un drap chaud , et on le met au
lit. Lorsqu'il fait très-froid, on évite, avec un
grand soin , que le malade se refroidisse immédiatement après le bain. Peu après , ils ne craignent plus le contact de l'air. On continue ainsi
les bains , même après l'éruption, jusqu'à ce
que les boutons soient mûrs. Alors on baigne ,
à la vérité, toujours, mais au lieu d'eau, on se
sert de petit-lait, ou quand celui-ci manque ,
de lait et d'eau à parties égales , et l'on persiste
jusqu'à la dessication. On ne donne au malade
aucun remède interne'; il boit seulement du lait
sous toutes les formes, aigre et doux , cuit et
non cuit : les malades gagnent à cela , dit l'au-

teur, de n'être pas tourmentés d'une trop grande
chaleur, et de n'éprouver aucun autre accident
plus fâcheux et plus grave ; tout marche avec
calme, et les croûtes tombent aisément. Ce qu'il
y a de singulier, c'est que, malgré cela, la vie
ne soit pas en danger. Dans une épidémie qui
régna dans cette contrée, pendant l'hiver de
1727 et 1728, il a observé que dans plusieurs
villages où cette méthode avoit été suivie, il
n'étoit mort aucun enfant, tandis qu'il en périt
plusieurs dans ceux d'alentour, où l'on en avoit
adopté une autre : il pense, toutefois, que la
grande simplicité de vie des habitans, et peut-
être l'air plus sain qu'ils respirent, peuvent, en
partie, causer cette différence.

Dès ce tems, il commença à traiter de cette manière tous ceux qui étoient attaqués de la petite-
vérole ; il assure que ce fut avec le plus grand
succès, et avec un soulagement presqu'incroyable des malades, que le marche de la maladie
fut plus rapide et plus douce, que ses malades
n'éprouvèrent ni maux de tête, ni soif, ni dé-
mangeaison, ni chaleur brûlante ; on devoit
seulement, après le bain, chercher à empêcher
le drap de se coller à la peau, ce qui arrivoit
aisément, parce que les pustules se déchiroient
bientôt ; qu'aucun des enfans, traité avec précaution par cette méthode, n'en étoit mort. Il
prolongeoit le bain, selon les circonstances, jusqu'à une heure et demie chaque jour, et il dis-
posoit les choses de manière à ce que ceux qui

ne pouvoient être assis dans le bain, y fussent couchés. Il falloit seulement avoir soin que les parties hors du bain fussent bien couvertes et arrosées d'eau chaude ; souvent même il en faisoit arroser le visage à l'époque de la maturité : il prescrivoit de même les bains de petit-lait, ou de deux parties d'eau pour une de lait. Il n'a fait aucune observation qui ait pour objet l'effet des bains sur la fièvre ou sur le pouls.

Cette coutume populaire des Hongrois, de faire usage des bains dans la petite-vérole, est toute empirique, et n'a rien de plus en sa faveur que l'expérience, qui prouve qu'elle est avantageuse dans un très-grand nombre de cas.

Les médecins qui recommandent les bains dans leurs écrits, se fondent tous sur les motifs suivans. Ils les prescrivent avant l'éruption, ou pour la favoriser, ou pour la détourner de la tête, ou pour calmer des symptômes, et après l'éruption faite, ils n'ont pas d'autres vues que d'appaiser les douleurs que causent à la peau l'inflammation des pustules, guérir des symptômes accessoires, etc. En général, l'usage des bains dans la petite-vérole est extrêmement rare : qu'on se rappelle seulement les épidémies qui ont précédé, et combien rarement on a ouï dire que l'on baignât les malades attaqués de petite-vérole, à moins d'y être déterminé par un accident tout particulier. Il est à présumer que l'opinion de beaucoup de médecins, sur les bains tièdes, a pu empêcher de les prescrire, dans la

crainte qu'ils n'échauffassent. Personne n'a ma-
nifesté d'une manière évidente le dessein de diminuer par eux la première fièvre, et d'agir ainsi
essentiellement sur la maladie elle-même. Une
preuve assez certaine que cette idée m'appartient,
c'est qu'aucun de nos écrivains Allemands les
plus modernes n'en a parlé, quoiqu'ils aient
certainement le mérite d'être bien instruits de
tout ce qui se dit de nouveau.

Il est à-peu-près universellement reconnu, et
bien peu de médecins en doutent, que le degré
de violence de la première fièvre, ou fièvre d'ébu-
lition, influe absolument sur le nombre des pustules qui paroîtront, et qu'ainsi tout le reste
étant égal, elle détermine le degré de la maladie, si elle sera légère ou dangereuse. De là
vient sans doute la préférence qu'a obtenue dès
le principe, dans l'opinion générale, la méthode
rafraîchissante sur le traitement échauffant et
sudorifique, suivi jusqu'alors. De là la réputation que s'est acquise Sydenham, en rétablissant
cette bonne méthode (*). De là dérive enfin,
en partie, la grande mortalité parmi le petit
peuple, qui maintenant encore suit une méthode

(*) Il se peut que Sydenham soit aussi l'inventeur de cette méthode, et que les écrits de Rhazès lui aient été inconnus : celui-ci faisoit saigner, et jusqu'à défaillance ; il prescrivoit du petit-lait, des
fruits, des boissons acidules, et tenoit son malade dans une chambre
fraîche. On trouve une méthode pareille, cent ans avant Sydenham,
dans Forestus, qui connoissoit les écrits de Rhazès. Forestus, entr'autres choses, condamne le vin.

échauffante,

échauffante, dans le premier période, après avoir négligé d'évacuer les premières voies.

L'utilité de la méthode rafraîchissante dans l'inoculation de la petite-vérole, est confirmée par l'expérience. Il se peut bien qu'elle ne soit aussi avantageuse, qu'en ce qu'elle modère la violence de la première fièvre ; et l'on a dit du traitement rafraîchissant qu'il réprimoit la fièvre : je ne puis cependant pas dire avoir observé une diminution sensible du pouls en plein air, dans un beau jour du printems ou de l'automne, lorsque le thermomètre est entre 54 et 60 degrés, par comparaison avec le même observé dans une chambre fraîche ; mais il battroit à coup sûr plus vite, si au lieu de tenir les enfans dans un air frais, on les couvroit fortement dans un lit.

S'il est jamais avantageux d'affoiblir la première fièvre de la petite-vérole, on en trouvera le moyen proprement dit, presqu'immanquable dans le bain tiède, qui, d'après mes observations, agit toujours comme calmant sur un pouls fréquent et fiévreux. Il se trouve ici d'autant plus convenable, que, sous plusieurs autres rapports, il est avantageux dans cette maladie, et qu'il ne peut être absolument défendu que dans très-peu de cas. J'étois tellement convaincu de la justesse de cette idée, que je formai le dessein de faire des expériences sitôt que j'en aurois l'occasion. Cependant plusieurs années s'écoulèrent sans que je pusse m'en occuper, tant à cause de mes voyages fréquens, que par d'autres

circonstances. Chez quelques inoculés, la maladie étoit si douce, qu'il y auroit eu de la folie de
vouloir la modérer ; chez plusieurs, il y avoit
d'autres raisons contre, et des symptômes particuliers m'ont forcé, dans quelques épidémies,
de renoncer à ces expériences. Je suis parvenu
cependant à en faire deux, qui sûrement prouvent ce que je voulois prouver, quoique je ne
les aie fait qu'avec la retenue que l'on a naturellement quand il s'agit d'un premier essai, et que
je ne les aie pas poussées aussi loin que je suis
convaincu qu'il eût été bon de le faire, et que
je le ferai, et le conseillerai à d'autres à l'avenir.
Ayant sur-tout commencé trop tard l'usage du
bain, je n'ai eu qu'une occasion de les prescrire :
je vais extraire de l'histoire de deux malades ce
qui a rapport à mon objet. Un enfant de cinq
ans eut la fièvre, mais si modérée qu'on devoit
s'attendre à une maladie très-bénigne ; elle alla
cependant toujours en augmentant, malgré un
traitement rafraîchissant à l'air libre, malgré les
évacuans, les lavemens, les bains de pieds, et
les boissons rafraîchissantes ; et environ quarante-huit heures après elle étoit très-violente,
avec grande agitation, angoisse, délire, etc.
rien n'étant disposé pour un bain, il fallut le
différer jusqu'au lendemain matin. Lorsque j'arrivai le pouls battoit 150 fois par minute ; je fis
mettre l'enfant dans un bain de 93 degrés. Une
couple de minutes après, des vents s'échap-
pèrent par en bas, il y eut une selle, et il éprouva

un mieux sensible. Après un quart-d'heure , il
y avoit encore 140 pulsations ; dès que le bain
étoit au-dessous de 93 degrés , le malade se plai-
gnoit de froid, et il falloit y ajouter de l'eau
chaude. Après une demi-heure , le pouls ne
battoit plus que 134 fois ; et après trois-quarts
d'heure, le pouls n'étoit pas diminué, je comptai
même 136 pulsations. Après que l'enfant eut
passé une heure entière dans l'eau , je n'en
comptai plus que 132 par minute. Je fis alors
cesser le bain , et le malade se trouva incompa-
rablement mieux qu'auparavant. Le pouls revint
à 150 pulsations, une heure et demie après,
mais il étoit moins tendu , et l'état de l'enfant
constamment meilleur. Quelques heures après
on découvrit les premières traces de l'éruption ;
il y eut passablement des boutons, mais d'une
bonne nature, bien distribués, et proportion gardée, plus aux mains et aux pieds qu'au visage.

Chez un enfant de trois ans , la maladie commença avec assez de violence et des vomissemens;
on procéda à l'ordinaire, et l'on donna beaucoup
de bains de pieds. La fièvre alla toujours en augmentant , quoique le malade fût dans un air
frais. 36 heures après, le pouls battoit jusqu'à
156 fois par minute ; et le soir, très-tard, 48
heures s'étant écoulées depuis le commencement
de la maladie, il n'étoit plus possible de les compter exactement. Dans l'espace de cinq secondes,
je trouvai toujours 15 ou 16 pulsations, ce qui
qui fait entre 180 et 192 par minute, conséquem-

ment une fièvre formidable, et qui annonçoit une maladie éminemment dangereuse : l'enfant étoit extrêmement malade et agité. D'après mes idées, je ne pouvois opposer à ces symptômes menaçans rien de mieux que le bain chaud, et je commençai à me reprocher de ne pas l'avoir prescrit plutôt; mais on est excusable de n'employer qu'avec retenue un moyen qu'on ne connoît pas suffisamment. L'état effrayant du malademe força de mettre fin à mes scrupules; car une fièvre aussi violente, dans un tems encore aussi éloigné celui de l'éruption, ne laisse guère attendre qu'une maladie mortelle. Je fis donc préparer un bain sur-le-champ, et au milieu de la nuit. J'étois en doute sur le degré de chaleur à donner, parce que celle de l'enfant étoit si forte que je craignois, si le bain étoit de beaucoup au-dessous de la chaleur du corps, de causer un ébranlement préjudiciable. Je cherchai donc, à l'aide d'un petit thermomètre très-exact de Ramsden, à m'assurer du degré de chaleur de l'enfant, je le lui fis empoigner, et je tins sa main ferme avec la mienne. Le thermomètre monta à 100 degrés, et jamais au-dessus; je crus, sans risquer commettre d'erreur, devoir faire chauffer le bain à 94 degrés; sitôt que l'enfant fut placé dans l'eau il eut quelques soulèvemens de cœur, après quoi il devint beaucoup plus calme. 15 minutes après, je ne comptai plus que 148 battemens par minute, quoiqu'il fût de mauvaise humeur, et qu'il témoignât la plus grande impatience de sortir

du bain. Après une demi-heure, le pouls ne battoit plus que 134 fois ; après trois quarts-d'heure,
il n'y eut plus de diminution , le pouls battoit
même 136 fois ; le bain n'avoit perdu qu'un degré
de chaleur : comme l'enfant exigeoit avec force
qu'on le remît au lit, je le fis sortir du bain après
50 minutes. Le calme qu'il en éprouva fut remarquable : depuis plus de vingt-quatre heures
il n'avoit cessé , contre son ordinaire , de se cha-
griner, de pleurer, et d'être de mauvaise humeur , et dès qu'il fut remis au lit , il parut extrêmement tranquille et exempt de toute sensation désagréable ; sa bonne humeur étoit re-
venue , et du ton de voix le plus aimable, il
souhaita à tous une bonne nuit, et s'endormit
à l'instant; un quart-d'heure après il dormoit
encore comme s'il eût été en parfaite santé, avec
la respiration presque naturelle et sans faire aucun mouvement. Le pouls ne redevint pas si fréquent qu'auparavant ; six heures encore après ,
ainsi que dans la matinée suivante , il n'y eut
constamment que 148 pulsations , et ce jour-là
même , l'éruption commença. La petite-vérole
fut extrêmement mauvaise , tant par la quantité
excessive des boutons que par leur nature, et
plusieurs fois la vie de l'enfant fut en danger
dans le courant de la maladie ; c'est au reste de
quoi il ne s'agit pas ici; la seule chose à observer seulement, c'est que la distribution des
pustules étoit favorable, car, quoique ce petit
corps en fût comme semé, qu'elles fussent réel-

H 3

lement confondues sur les bras, sur la nuque
et sur la poitrine, dans de grandes surfaces,
elles étoient en bien moindre quantité au visage,
quelques petites places même en étoient exemp-
tes, sur-tout aux joues et autour des yeux. Ceci
est une réfutation suffisante et sans réplique de
l'opinion de ceux qui pensent que l'humidité
s'oppose à l'éruption.

La maladie seroit-elle devenue mortelle, si à
compter depuis minuit, heure à laquelle j'ai fait
prendre le bain, jusqu'à l'époque du commencement de l'éruption, environ dix heures après,
la fièvre eût augmenté dans la même progres-
sion ? Des bains prescrits plutôt et réitérés au-
roient-ils diminué de la violence de la maladie ?
C'est ce que je ne puis décider, mais ce qui ne
me paroît pas invraisemblable.

D'après tout cela, je crois qu'au moyen des
bains, on a entièrement en son pouvoir la première fièvre variolique, et la maladie entière,
si de cette première fièvre dépend la quantité
de boutons, et c'est proprement dans cette vue
que je les propose, car leur usage pour d'autres
causes, quoiqu'assez rare dans cette maladie,
n'est cependant pas inconnu. Je ne dis rien de trop
en assurant qu'on maîtrise entièrement la première fièvre ; car si lorsqu'on le juge nécessaire, on
prescrit dans un jour plusieurs bains de quelques
heures, on est à-peu-près dans le cas de diriger
cette fièvre, au moins jusqu'à un certain point.
Elle ne dure guère plus de trois jours, sur-tout

lorsqu'elle est violente, et dans un tems aussi court, les bains sont un bon moyen aisé à se procurer. Une autre question qui n'est pas aussi difficile à résoudre qu'il le paroît, lorsque la première fièvre est violente : *Jusqu'à quel point on doit la diminuer par les bains ?* Tout ce qu'on peut objecter contre eux est purement de théorie, et dans tous les cas, leur usage si vanté parmi les Hongrois, dès le commencement de la fièvre, est un fait en faveur de l'affirmative. Il est certain, malgré cela, qu'un bain seroit superflu quand la fièvre est modérée, et qu'il faut tout-à-fait s'en abstenir lorsque le travail de la nature est trop foible, et que par cette cause l'éruption ne se fait pas, et quand il est nécessaire d'avoir recours aux remèdes expulsifs. Le bain ne peut pas convenir dans les cas peu fréquens, où réellement l'opium, le camphre, le vin, les cantharides, etc. sont indiqués pour relever les forces, stimuler et pousser au-dehors, parce qu'il ralentit la vivacité des mouvemens intérieurs, et qu'ainsi que je le dirai plus bas, il agit comme *anti-stimulant.* On connoissoit donc bien peu leur nature, lorsqu'on les a prescrits dans la vue de provoquer l'éruption, à moins qu'on n'ait peut-être eu dessein de parler des bains chauds, dont l'emploi, dans une maladie comme la petite-vérole, seroit d'une témérité effroyable.

Le seul cas où l'on pourroit dire, quoiqu'improprement, que le bain tiède provoqueroit l'éruption, seroit celui où il détruiroit l'état de spasme qui s'oppose à la sortie des boutons. Percival rapporte un pareil fait dans ses Essais.

C'est assez parler des bains, relativement à leur action modératrice de la première fièvre; j'ai cherché autant qu'il m'a été possible à répandre de la lumière sur cette question. Le jugement des médecins doit enfin décider les cas où le bain est indiqué, et ceux où il ne l'est pas. Si l'on vouloit, en général, objecter à ma proposition, que quand il seroit vrai que le bain fût utile dans la fièvre variolique, il se pourroit encore que l'on commît l'erreur de prendre toute autre fièvre pour celle-ci, et peut-être alors faire plus de mal que de bien. Cette crainte me toucheroit peu. On sait pourtant à-peu-près quand on doit s'attendre à la petite-vérole ; un médecin expérimenté distingue aussi assez sûrement une fièvre variolique d'une autre; et enfin, en supposant qu'on se trompât, un bain tiède, au commencement d'une fièvre un peu forte, ne pourroit faire un grand mal, et seroit même quelquefois utile.

Il y a d'autres raisons en faveur de l'usage des bains, sur lesquelles je ne me suis pas étendu, parce qu'elles ne sont pas aussi entièrement inconnues ; je n'ai besoin ici que de répéter ce qu'ont dit d'autres écrivains, mais je dois ajouter un mot qui n'a été dit par personne, c'est que pour ces causes mêmes, on devoit prescrire des bains plus souvent qu'on ne le fait, puisqu'ils calment autant, et qu'ils peuvent avoir lieu dans presque tous les périodes de la maladie, et aussi

parce qu'en augmentant l'absorption, ils sont salutaires dans plusieurs circonstances. Celui qui
prend à cœur les souffrances d'un malade, qui
à l'intérieur ressent tous les maux qu'essuie un
fiévreux, et qui, sans compter d'autres accidens
douloureux, est encore martyrisé dans tout son
corps par un millier d'ulcères, celui-là, dis-je,
ne pourra qu'éprouver un grand plaisir à les
adoucir d'une manière certaine.

1°. On ordonne les bains avant l'éruption,
pour y disposer, et dans la vue seulement de
l'éloigner du visage, et de l'attirer sur le corps :
c'est sur-tout pour cet objet qu'on propose les
bains de pieds. Les expériences citées prouvent
déjà que c'est à tort qu'on a accusé les bains de
produire un effet contraire, et des observations
ultérieures doivent établir sur ce point une entière certitude. Toujours, il me paroît certain
que l'eau chaude appliquée à la peau y détermine l'éruption, au moins à un certain point,
lorsque cette application a lieu peu de tems
avant qu'elle se fasse. J'ai bien fait prendre un
ou deux bains pour préparer à l'inoculation ;
mais jamais je ne prescrirai des bains fréquens
ou journaliers avant le commencement de la
fièvre ; il pourroit en résulter de trop grands
changemens dans un jeune corps. Il semble
plus convenable d'attendre d'abord la fièvre, et
de se conduire alors d'après les symptômes. Si
le bain est indiqué, il sera assez tems de diriger, par-là, l'éruption sur les parties extérieu-

res. Depuis long-tems, d'après Tissot, j'ai fait prendre tous les jours des bains de pieds aux inoculés, à compter du jour de l'insertion ; et il m'a paru que, proportion gardée, il y avoit bien moins de boutons au visage qu'aux pieds.

2°. On les ordonne avant l'éruption, pendant la durée de la première fièvre, pour différens symptômes qui peuvent la rendre plus difficile, comme douleurs, convulsions, etc. lorsque les accidens ne sont pas causés par des impuretés dans le bas-ventre, ou des vers, etc. que la fièvre met en mouvement ; qu'au contraire, ils sont dûs à un stimulant moins grossier, et peut-être à la matière de la petite-vérole, le bain est d'une utilité sensible ; il soulage même, sans contredit, un peu, quand il existe une cause d'irritation matérielle, on devroit le prescrire lorsqu'il y a angoisses, agitations, tremble-mens ; mais jamais dans le moment de la plus grande violence des convulsions.

3°. On se propose aussi de favoriser l'éruption par les bains ; quelques-uns pensent qu'ils pro-duisent cet effet en ramollissant la peau ; d'au-tres croient qu'ils agissent proprement, en poussant au dehors ; ce qui ne peut se faire que par un bain très-chaud. Quant au premier effet, je le trouve si éloigné de nos sens, qu'il me pa-roît impossible d'établir aucune théorie, et l'ex-périence seule doit décider. Je crois cependant, sans prétendre le prouver, qu'au moyen d'un bain tiède, la tendance des matières qui doivent

un jour se porter à la périphérie, peut être, en
quelque sorte , dirigée sur certaines parties ;
mais il ne me paroît pas que l'éruption soit spécialement favorisée par le ramollissement de la
peau, excepté le cas où le bain détruit les causes
qui s'opposent à ce qu'elle se fasse librement.
Si le bain tiède accélère en effet l'éruption ,
c'est alors un remède qui demande bien de la
réflexion , puisque l'expérience nous démontre
que plus l'éruption est tardive , moins la maladie est grave.

4°. On prescrit les bains pendant que l'éruption se fait, et ensuite pour diminuer l'inflammation et la douleur causée par les boutons , et
pour détendre la peau qui elle-même est enflam-
mée , dans leur intervalle. Jusqu'à présent, je
n'ai jamais prescrit le bain dans cette vue, ni
dans ce période de la maladie ; mais à la première occasion j'en ferai un grand usage , car
je me figure l'action bienfaisante d'un bain
tiède, mêlé d'un peu de lait, sur un corps tout
chargé de plaies. Si l'on réfléchit que Le Cat,
dans l'opération de la pierre , faisoit, avec succès , prendre des bains tièdes à ses malades ,
pour diminuer la trop grande inflammation de
la plaie, on ne doutera pas de l'utilité et du
soulagement qu'on doit espérer des bains dans
une espèce d'inflammation , comme celle des
boutons de la petite-vérole ; et d'après le soulagement que procure un bain chaud dans les
éruptions pourprées, pour lesquelles les malades

restent une grande partie du jour dans l'eau,
on sera fondé à en attendre les mêmes effets
dans la petite-vérole , avec d'autant plus de
raison , qu'ils agissent sur la fièvre , en la mo-
dérant. La seule chose fâcheuse , et dont Fischer a aussi parlé , c'est qu'à l'époque de la maturité , les boutons , ramollis par l'eau , se dé-
chirent et s'attachent au linge , ce qui peut
causer de grandes douleurs. Mais il est peut-être
possible de trouver un remède à cet accident;
je mettrai , et sur-tout du côté où le malade se
couche , des morceaux de toile imbibée de matières graisseuses , et qui ne peuvent faire de mal,
à-peu-près ce qu'on nomme en France *Toile
de May* , ou pénétrée de matières encore plus
molles.

5°. Après l'éruption , il survient encore des
symptômes qui rendent utile l'usage des bains;
tels sont les attaques de spasmes, la rétention
d'urine, ou des douleurs. Je n'hésiterois pas non
plus à les prescrire dans le cas d'une fièvre de
suppuration très-violente, d'après les principes
qu'on peut déduire de ce qu'on a vu ci-dessus,
qui sont en partie assez clairement énoncés, et
que je poserai d'une manière encore plus précise
dans la suite. Au reste, je ne négligerai jamais
les autres moyens, et sur-tout les évacuations si
nécessaires à cette époque.

6°. Enfin , on prescrit les bains dans le tems de
l'exciccation , pour faciliter la chûte des croûtes ,
effet aisé à concevoir et que j'ai éprouvé souvent.

Je crois, à la vérité, qu'il arrive rarement que le bain puisse être nuisible, soit au commencement, soit dans le cours de la maladie ; cependant cela arrive quelquefois : selon toute apparence, ils ne conviennent pas lorsque la maladie est compliquée de cet état qu'on désigne ordinairement sous le nom de fièvre nerveuse, et lorsque l'oppression des forces et la torpeur, qui caractérisent cette fièvre, existent. D'autres découvriront et détermineront les raisons qui peuvent encore s'opposer à l'usage des bains.

Par ce qui a été dit à l'occasion de la petite-vérole, il me paroît qu'on peut aussi juger, d'après mon opinion, de l'usage à faire des bains dans d'autres maladies aiguës, par rapport à la maladie elle-même. Je ne parle pas maintenant de ce qu'on peut faire à raison des symptômes, je pense qu'il doit se présenter quelquefois des cas où le bain soit indiqué dans d'autres maladies aiguës, dans la seule vue de combattre la fièvre. Cette idée est trop neuve, et le chemin qu'elle ouvre est trop peu battu pour que j'aie pu le frayer par ma propre expérience. Je me bornerai donc ici à quelques apperçus sur ce point.

Je ne puis encore m'habituer à rejetter comme peu fondée l'ancienne opinion sur les maladies aiguës, et je ne puis croire qu'elles ne soient, au moins dans bien des cas, un effort de la nature pour causer certains changemens salutaires dans le corps. Toute la marche de la maladie, les

évacuations critiques qui suivent les grands mouvemens causés par une fièvre violente, la manière même si souvent suivie de succès, dont
nous venons au secours de la nature en soute-
nant les forces, ou si on le préfère, en *excitant*
au moyen de forts bouillons de viande, et du
vin; cette manière, dis-je, prouve pour la justesse de cette explication. Si donc toute fièvre
aiguë n'est pas un mouvement désordonné qui
tende entièrement à la destruction, il n'est pas
toujours convenable de la réprimer dans tous les
cas, et sans restriction, ainsi l'usage des bains
ne peut être absolument indiqué dans chaque
fièvre violente, et bien moins encore lorsque les
efforts de la nature sont déjà trop foibles, et
lorsqu'il est plus nécessaire de stimuler que de
modérer (*); mais il arrive souvent des cas où
ce coup-d'œil que donne l'expérience, nous fait
juger qu'une fièvre est trop forte, et qu'elle détruiroit le malade si elle duroit long-tems : il se
peut aussi très-bien que la cause essentielle de
la fièvre ne soit pas aussi grande que l'on pourroit en juger par les mouvemens qu'elle excite,
et que des causes accessoires, ou peut-être une
irritabilité trop grande, causent tout ce tumulte.
Ce seroit dans cette circonstance, où nous cherchons avec raison à modérer la fièvre par la saignée, les remèdes rafraîchissans, que le bain

---

(*) Par exemple, dans les fièvres épidémiques du genre de celles
qu'on nomme *Lenta nervosa*.

tiendroit une place importante ; mais il n'est pas possible de juger de la force des causes qui excitent la fièvre, par le degré de force de celle-ci ; et en supposant même que la fièvre ne fût pas plus forte qu'elle ne doit l'être pour terminer heureusement la maladie, lorsqu'elle augmente au point de faire craindre la destruction de la machine, on ne doit pas hésiter d'affoiblir, et il n'y a pas d'inconvénient à le faire. Il en résulte peut-être que le cours de la maladie est moins rapide, ou qu'elle prend une autre marche, souvent à l'avantage du malade. Mon opinion est qu'alors on doit recourir aux bains, ou au moins en essayer un, lorsque la fièvre est violente, sans pour cela négliger aucun des moyens d'ailleurs indiqués ; au reste, j'avouerai volontiers que c'est à l'expérience seule qu'il appartient de fixer l'opinion là-dessus.

Je n'ai pas besoin de recommander les bains dans les inflammations locales douloureuses, la nécessité a depuis long-tems trouvé ce remède empirique. J'ai déjà cité le cas d'une inflammation dangereuse du rectum guérie principalement par les bains, secondés à la vérité par la saignée et les autres remèdes usités ; toutes les fièvres d'inflammation de ce genre sont dans la classe de celles que l'on doit détruire par les moyens indiqués, employés avec connoissance de cause, parce que le but de leur travail n'est pas de délivrer le corps de ce qui lui est nuisible, mais qu'il tend à l'anéantissement d'une partie ;

c'est dans ce cas qu'on doit recourir à la saignée
et aux bains : j'ai remarqué ci-dessus que l'expérience l'avoit enseigné aux anciens.

Après la guérison des maladies aiguës, et
quelquefois après celle des fièvres opiniâtres, il
reste assez ordinairement un pouls fréquent que
les médecins prennent quelquefois pour fébrile,
quoiqu'il ne le soit pas. Il semble qu'il y ait dans
les organes de la circulation un certain élan qui
dégénère en habitude, et qui peut à la vérité se
soutenir avec un mieux être, mais difficilement
avec un santé complète. J'ai souvent diminué
cette fréquence naturelle du pouls avec peu de
bains, sans jamais craindre qu'ils puissent affoiblir ou relâcher.

Dans les maladies chroniques, on peut aussi
tirer parti de l'action des bains sur le pouls. Les
fièvres de longue durée n'ont pas un but marqué,
comme beaucoup de fièvres aiguës, et pour l'ordinaire, lorsqu'elles suivent leur marche, elles
se terminent par la destruction du corps : il faut
donc les anéantir, quand cela est possible, et
l'on ne peut rien perdre à cela, quand bien même
il seroit impossible de détruire la cause elle-
même, comme dans le cas de suppuration des
organes essentiels. Dans d'autres circonstances,
où la fièvre est dûe à des causes légères, les
bains sont d'un grand secours, et en général
on a fréquemment l'occasion de les prescrire
dans les maladies chroniques, accompagnées
de fièvre, lorsque d'autres symptômes ne les

contr'indiquent

contr'indiquent pas, comme, par exemple, l'enflure causée par l'hydropisie. Ce seroit folie de
baigner un phthisique, malgré, comme je l'ai
éprouvé, que la fièvre en soit ralentie pour quelques heures; ce qu'on y gagneroit seroit fort
insignifiant, et l'on risqueroit d'augmenter la
grande disposition à l'enflure et aux sueurs.

Dans d'autres fièvres opiniâtres, lorsque le
malade est menacé de marasme, la cure peut
être facilitée par les bains, tant parce qu'ils
agissent sur la cause du mal, que parce qu'ils
modèrent la fièvre. La plus grande partie des
fièvres de cette nature, lorsqu'elles ne sont pas
causées par un vice local des viscères, ou par une
humeur goutteuse, tirent leur origine du bas-
ventre, sur lequel le bain exerce une action bienfaisante; et s'il est question de matières très-
grossières, quoiqu'ils ne puissent les évacuer
par eux-mêmes, ils en facilitent souvent la sortie. J'ai vu des exemples d'enfans et d'adultes sur
lesquels les remèdes les mieux indiqués n'ont
opéré qu'à l'aide du bain. Il est inutile de prouver ce que j'avance par ma propre expérience,
lorsque j'ai en ma faveur celle de très-grands
médecins. M. Tissot, dans son ouvrage sur les
Maladies des gens du monde, cite trois cas de
fièvres lentes, avec disposition au marasme et
peu d'espoir de guérison. Il prescrivit avec succès les bains chauds tous les matins à jeun, et le
lait de vache pour toute nourriture. Je me souviens ausssi d'une très-belle cure, dûe presqu'en-

I

tièrement aux bains, et faite par le chevalier de
Zimmermann dans un cas semblable, en 1784,
sur une jeune Dame à Hanovre ; elle étoit très-
souffrante depuis dix-huit mois, avec fièvre continue et foiblesse si grande qu'elle étoit forcée
de garder le lit. On attribuoit son état à des
causes rhumatismales et au refroidissement ; elle
éprouvoit de grandes douleurs dans le dos, et
elle étoit très-amaigrie; en un mot, on la croyoit
sans ressources. Zimmermann, consulté à cette
époque, prescrivit aussitôt les bains ; le médecin ordinaire s'y opposa, craignant, d'après les
idées reçues alors, qu'ils n'échauffassent et n'ac-
célérassent encore le pouls. Mais sur l'assertion
de Zimmermann, que cela n'arriveroit pas, il
consentit à les essayer. Dès le commencement
du premier bain, le pouls diminua de vingt battemens, et se soutint un certain tems encore après
que la malade en fut sortie. Dès ce moment il
y eut un mieux être progressif, lent à la vérité,
mais qui amena une guérison totale : on a dit
depuis que la maladie étoit une fièvre nerveuse
que les bains avoient guérie.

Chez les personnes affectées de maladies nerveuses, le pouls est toujours fréquent, et c'est
là le principal symptôme de la maladie qui prend
beaucoup sur la durée de la vie. Il en existe encore d'autres dans le même tems, comme vivacité
excessive et insomnie habituelle ; et quoique cet
état ne soit pas phthisique par lui-même, il peut à
la longue le devenir : tout cela n'est sûrement pas

inconnu de celui qui a eu occasion d'observer beaucoup de maladies de nerfs. Je voudrois le désigner sous le nom de *fièvre nerveuse*, puisqu'il dépend en effet totalement des nerfs.

Je sais qu'on refuse le nom de *fièvre nerveuse*, à une maladie dont le caractère diffère entièrement de ce qu'on nomme *maladie de nerfs*; c'est pour cela que je me permettrai une digression : avant de continuer ce que j'ai commencé, je voudrois revendiquer le nom de *fièvre nerveuse* pour l'état que je décris ici, et prouver qu'on ne peut, sans courir le risque de donner occasion à quelque méprise, l'appliquer à cette maladie de la classe des aiguës, que plusieurs écrivains ont également nommé *fièvre nerveuse*.

Les médecins les plus modernes comprennent sous le nom de *fièvre nerveuse*, ou *febris lenta nervosa*, ce que d'autres nomment *lenta maligna*, maladie de la classe des épidémiques aiguës, et faisant, à ce qu'il paroît, quelquefois partie des contagieuses. Son caractère consiste en ce que la nature n'agit pas avec l'énergie convenable, qu'il y a oppression de forces, gêne de toutes les fonctions, enfin engourdissement total, sans qu'on puisse reconnoître de grandes causes matérielles de la maladie. Sa marche est semée d'irrégularités : c'est pour cette raison que l'excellent médecin Selle, la range parmi les *febres atactas*. Elle agit, si l'on peut s'exprimer ainsi, en dessous, et a quelque chose de ce que nous appelons *malignité*; aussi la dénomination de *lenta maligna* lui convient assez. Elle tire volontiers en longueur, et se termine par la mort, ou par une convalescence extrêmement longue. Je ne connois personne en Allemagne qui l'ait mieux connue et décrite, d'après sa propre expérience, dans une épidémie, que Weickard. Tous ceux qui connoissent cette maladie, seront forcés d'en juger ainsi que moi, malgré que, contre mon opinion, Weickard lui donne depuis plusieurs années, le nom de *fièvre nerveuse.*.

Si l'on veut conserver le sens ordinaire des mots, on ne pourra jamais être fondé à désigner cette fièvre sous le nom de *nerveuse.* Quoiqu'il puisse exister des *symptomata nervosa* dans les fièvres aiguës, aucune maladie nerveuse ne peut être rangée parmi elles. Il n'y a de vraie maladie de nerfs, que celles où les organes du sentiment, et par suite ceux du mouvement, jouent le premier rôle ; le plus souvent, et par une activité excessive, lorsque, selon toute apparence, ils sont idiopatiquement attaqués : l'apoplexie et la paralysie sont sans doute aussi des maladies nerveuses, quoiqu'il y ait avec cela oppression ; mais dans ces maladies, le cerveau et les nerfs souffrent immédiatement, et un tel état n'a rien de commun avec la torpeur dans la *febre torporosa :* on pourroit bien plutôt accuser, dans ce cas, l'irritabilité diminuée, qu'un vice particulier des nerfs. Or, c'est une maladie de tout le système, ainsi que les autres fièvres , et elle n'appartient pas aux nerfs seulement. A l'instar de beaucoup de fièvres , qui ne dérivent pas d'un irritant local , elle dépend vraisemblablement de quelques défauts dans les humeurs , soit dans celles qui sont proprement en circulation , ou dans les autres. Il paroît que dans cette fièvre , l'ancienne *lentor humorum* des anciens , une surabondance de matières muqueuses, jouent au moins un rôle : il suffira , pour s'en convaincre , d'examiner la constitution de ceux qui sont attaqués de cette maladie.

Le nom de *fièvre nerveuse* , appliqué à cette maladie , paroît à peine être dû à des médecins. *Gilchrist* est, autant que je sache , le premier qui en ait fait usage dans ses écrits ; il dit qu'on la nomme *fièvre nerveuse* ou la *petite* ou *basse fièvre :* (*Low fever.*) Langrish , le premier qui ait écrit après lui sur cette maladie , rejète cette dénomination pour celle de *fièvre lente , paresseuse :* (*The flow fever.*) Huxam garde le nom de *lente nervosa,* pour se conformer à l'usage , quoiqu'il ne l'approuve pas. Manningham, un des meilleurs écrivains qui aient traité de cette maladie , la nomme *petite fièvre :* (*The febricula or little fever.*) Il ajoute seulement , qu'elle est ordinairement connue sous le nom de *fièvre nerveuse* ou *histérique ;* dénomination qu'il n'adopte pas. Glass les appèle toujours *febras lentas ;* il se contente de dire qu'on les désigne sous le nom de *fièvres nerveuses ,* sans ajouter un mot d'approbation. *Home* la désigne sous le nom de *petite* ou *basse fièvre épidémique :* (*The low epidemie fever.*) Ainsi parmi les médecins mêmes, qui les premiers ont répandu du jour sur cette maladie, les uns doutent de la convenance du nom, tandis que les autres le rejètent entièrement.

Mes observations sur l'usage qu'on a fait, jusqu'à présent, de la dénomination de *fièvre nerveuse,* me paroissent avoir quelque fondement, quoique le tems seul puisse m'apprendre si l'on admettra l'application que je veux en faire, à l'état nerveux proprement dit, que j'ai décrit ci-dessus. Je dois pourtant observer, qu'il en existe déjà réellement un usage populaire ; il n'est pas rare d'entendre des malades souffrans des nerfs, qui connoissent leur état, et qui, lorque leur pouls bat un peu plus vîte, disent à leur médecin : *Ce n'est qu'une fièvre de nerfs.*

L'état de maladie qu'on nomme communément *fièvre nerveuse,* et celui auquel je voudrois donner ce nom, diffèrent totalement ; et pour terminer cette digression et revenir à l'objet de cet ouvrage, sont, par rapport aux bains, directement contraires. L'une, d'après sa nature et pour elle-même, supporte difficilement les bains ; dans l'autre, ils sont souvent le premier, le plus essentiel, je dirois même, l'unique remède dans cette maladie, le plus souvent épidémique, que l'on nomme *fièvre nerveuse,*

où il y a prostration de forces , où il faut donner le vin en si grande quantité , qu'il y auroit
excès pour plus d'un individu bien portant , et
où l'on épuise tous les remèdes stimulans et
toniques , le bain peut d'autant moins convenir,
qu'il a une action directement opposée à celle
du vin. On cherche à stimuler au moyen du
vin , parce que tout marche avec trop de len-
teur : il faut donc bien se garder alors de diminuer l'irritabilité par les bains. Je ne serai , au
moins, pas le premier à les essayer dans ce cas , et
je croirois très-difficilement qu'ils puissent n'y
pas être nuisibles. Je rappellerai , à cette occasion , la sentence d'Hyppocrate , que dans les
maladies aiguës, il faut bien se garder de baigner
ceux qui sont foibles. L'expérience avoit-elle
appris à ce grand homme, ce que je n'ai fait que
conclure ? car j'avoue volontiers que je n'ai fait
là-dessus aucune expérience , et que je crain-
drois d'en faire. Je connois, au contraire , d'a-
près des observations multipliées , l'effet des
bains dans cet état, auquel je donne le nom de
fièvre nerveuse ; cette maladie fébrile , opiniâtre , peut se prolonger pendant plusieurs mois ,
et les bains la guérissent promptement. Elle
paroît être entièrement due à une irritabilité
excessive , quelquefois mise en action, par les
causes les plus légères : souvent aussi elle est
originairement produite par refroidissement ;
comme l'observe aussi Manningham, qui confond, et sur-tout dans la dernière moitié de son

livre, ce que je nomme *fièvre nerveuse*, avec ce que je voudrois qu'on ne nommât pas ainsi. Il y a bien des années que j'ai eu l'occasion d'observer le premier cas de cette nature. Une Dame se refroidit pendant ses couches, long-tems après la guérison de cet accident; et après ses couches terminées, le pouls resta constamment fréquent pendant plusieurs semaines : les battemens étoient au nombre de 140 par minute. J'avois alors très-peu d'expérience, et quoique je ne visse aucun danger prochain, cet état me paroissoit inquiétant; je ne sus prescrire que des acides, et peu-à-peu, et très-lentement, le pouls revint à son état naturel. J'ai traité une autre Dame, dont l'état étoit semblable, et qui de plus, étoit tellement amaigrie, qu'on l'avoit jugé phthisique ; selon l'usage, reçu alors, on lui avoit fait prendre beaucoup de quinquina. Je changeai tout le traitement; et je parvins enfin, après beaucoup de tems, à la guérir par les adoucissans, les rafraîchissans et les apéritifs.

Depuis que les bons effèts du bain, dans cette maladie, me sont connus, je la traite beaucoup mieux. Il est arrivé souvent, à Pyrmont, des personnes qui en étoient attaquées; à voir quelques femmes, on les auroit jugées phthisiques : d'autres personnes, attaquées d'hypocondrie, étoient, avec cela, dans un état d'agitation, de vivacité et d'érétisme excessif, avec insomnie rebelle, qu'accompagnoit presque toujours, cette sensation si désagréable de chaleur brûlante sur toute la surface du corps. Plusieurs d'entr'elles, croyoient ne pouvoir rien faire de mieux, que de prendre des bains froids pour se rafraîchir ; mais elles ignoroient que les bains froids augmentoient encore l'extrême mobilité de leurs nerfs, et conséquemment leurs souffrances.

Les bains chauds sont le meilleur remède à cet état. J'ai commencé ordinairement par les bains d'eau douce, et dans l'espace de quinze jours au plus, j'ai presque toujours mis mes malades en état de prendre les bains d'eau minérale, et de commencer leur cure.

Je terminerai ce chapitre par l'histoire d'une maladie que j'ai traitée en 1782 ; elle convient parfaitement au sujet, et seroit plus complète, si la multiplicité des évènemens qui m'arrivèrent à Pyrmont, m'avoit permis de prendre note de tous les phénomènes remarquables. Un homme, dont le genre nerveux étoit très-irritable, vint à Pyrmont au mois de juillet, après avoir souffert d'une fièvre nerveuse de ce genre, depuis le mois de janvier précédent; dans l'état de santé, son pouls battoit depuis 70 jusques 75 fois par minute, et alors il y avoit constamment 100 pulsations et quelquefois davantage : l'accès de l'air frais suffisoit pour augmenter encore la fréquence du pouls : il dormoit assez paisiblement, quoiqu'il fût pourtant toujours dans un état d'exaltation, et que la tête fût sur-tout attaquée.

Les rafraîchissans et les évacuans avoient de tems
à autre diminué le mal, mais de très-peu, et
pour peu de tems; ni les toniques, ni les remèdes
appropriés aux nerfs, n'étoient d'aucune utilité.
Il commença les bains d'eau minérale à Pyrmont, (sans faire usage d'aucun autre remède,)
et chaque fois il y restoit une heure et demie;
l'effet en fut si prompt, qu'après le cinquième
bain, le pouls étoit revenu à son état naturel :
dès cet instant il commença une cure régulière,
la suivit long-tems, et en éprouva le plus grand
succès.

L'usage des bains, pour ralentir le pouls, pourroit encore trouver place dans d'autres circonstances, mais ce que j'ai dit ci-dessus suffira
pour les faire reconnoître. Je n'ai fait aucune
expérience, dont on pût conclure qu'ils seroient
utiles par leur action sur le pouls dans des hémorragies dangereuses. La compression de l'eau
sur les parties inférieures, et généralement sur
les vaisseaux sanguins de la surface, semble
exiger les plus grandes précautions pour de pareilles expériences, puisqu'un très-léger défaut
d'équilibre peut être nuisible dans ce cas.

CHAPITRE VII.

*De l'action des bains chauds sur les douleurs,
les spasmes, et sur le sommeil.*

LES bains produisent encore d'autres effets,
qu'on peut regarder comme dérivant de la même
source, que ceux sur le pouls dont nous avons
parlé jusqu'ici. Je m'en occuperai d'abord, puis je
chercherai à découvrir la source de ces phénomènes. Il s'agit ici de la propriété qu'a le bain
chaud d'appaiser les spasmes, de produire le sommeil, et généralement de calmer. Presque toutes
les douleurs, depuis les plus vives jusqu'aux plus
tolérables, sont plus ou moins calmées par l'application de l'eau chaude à la partie souffrante,
mais on ne peut en faire usage dans tous les cas,
par exemple, dans les grandes blessures, où, par
des raisons majeures, elle ne conviendroit pas.
Les maux de dents paroissent aussi faire exception à la règle (*), et peut-être encore quelques
autres douleurs. Lorsqu'on s'est pincé fortement
un doigt, on éprouve un prompt soulagement
si on le baigne dans de l'eau chaude, ou si on
le tient dans la bouche, ainsi que le font machi-

(*) La vapeur de l'eau bouillante est souvent d'une grande efficacité contre la douleur des dents.

(*Note du Traducteur.*)

nalement les enfans. Si au contraire on le plonge dans l'eau froide, la douleur augmentera. J'ai vu souvent l'eau chaude, soulager pour quelques instans, les douleurs violentes causées par un panaris; elle ne peut les enlever totalement, ni pour long-tems, puisqu'elle n'engourdit pas comme les narcotiques; elle ne peut pas non plus écarter les causes d'irritation, ni guérir l'abcès.

Ce n'est pas seulement par son application immédiate à la partie souffrante, que l'eau chaude calme les douleurs; elle produit encore sympathiquement les mêmes effets dans les douleurs internes, quand on l'emploie à l'extérieur sous forme de bains, ou seulement de bains de pied.

Dans les douleurs violentes de tout genre, des intestins, le bain est un remède usité et connu de toute antiquité, quoique bien moins employé aujourd'hui. Je m'abstiendrai de citer ici les anciens, on sait qu'ils prescrivoient jusqu'aux bains d'huile chaude : Hyppocrate, Celse et Paul Acginète les conseillent ; les Arabes de même. Avicenne dit que le bain est d'un puissant secours (*Tina vehementis juvamenti est*) contre les douleurs de colique. De Haen, dans son écrit sur la colique des peintres, dit que quelques médecins préconisent les bains, tandis que d'autres les rejètent, et il semble donner la préférence aux cataplasmes farineux appliqués sur le bas-ventre. Mead assure au contraire que le bain chaud entier est d'un bien plus grand secours que les fomentations. Huxam préfère beaucoup le demi-bain aux fomentations émollientes : il n'en a pas fait usage dans ce genre de coliques, mais bien dans celles occasionnées par les pierres de reins. Grashuys se contente de nommer le bain parmi les remèdes à employer dans cette maladie ; sans jamais les avoir mis en usage dans aucun des cas qu'il rapporte, il a fait seulement appliquer des cataplasmes et des fomentations sur le bas-ventre. Lieutaud conseille les bains. Tronchin, qu'on regarde comme un des médecins qui aient le mieux écrit sur cette maladie, recommande les bains parmi différens remèdes qui y sont utiles, mais dans tout son ouvrage, on ne s'apperçoit pas qu'il l'ait vu seulement une fois (*). L'opinion de Strack est d'un plus grand poids, puisqu'il parle d'après l'expérience. Presque tous ceux qu'il a traités de cette terrible maladie, ont dû leur guérison aux bains qu'il faisoit prendre par centaines, et par lesquels il en arrêtoit jusqu'aux suites. Il ne les a sûrement jamais prescrits pour le but dont je parle ici, ce-

---

(*) Tout cet ouvrage, sans contredit très-savant, n'est qu'une réunion de tout ce que d'autres ont dit ou vu, avec les raisonnemens de l'auteur à l'appui. Comme contenant beaucoup d'histoires de la maladie, cet ouvrage a son prix, mais on doit peu compter sur les réflexions théoriques et les opinions qu'on trouve dans des écrits sur des matières de pratiques, lorsque ces réflexions et opinions ne sont pas soutenues par l'expérience, ou que celui qui les fait n'a même aucune expérience. Elles n'ont pas même l'utilité de ces collections de cas extraordinaires pour lesquelles on montre tant de goût depuis quelque tems.

lui de calmer les douleurs et de procurer un soulagement momentané, mais comme moyen direct
de guérison, parce que, d'après sa théorie, une
matière goutteuse est la cause ordinaire de la
maladie. Boursier recommande expressément les
bains dans la vue de calmer les douleurs, et le
médecin Anglois Porter, dit en propres termes
dans le troisième volume des *Essais d'Édimbourg*, que quoique le bain n'eût jamais produit
qu'un soulagement momentané, au moins les
douleurs atroces avoient été diminuées pendant
toute sa durée. J'étois encore très-jeune, lorsque j'ai eu l'occasion de suivre un traitement
raisonné et suivi de succès dans un cas très-
grave de cette maladie; la paralysie des deux
bras, qui existoit encore après la cure, finit
par n'être plus qu'une simple foiblesse. Les
bains ont toujours eu, sur le malade, les effets
que leur attribue Porter; ils diminuoient le mal
pour autant de tems qu'il y restoit. J'ai vu des
effets tout semblables dans une colique intes-
tinale mortelle, provenant, selon toute apparence, des causes hémorroïdales, et où je n'ai
été d'aucun secours, parce que le sort de ce
malade, éloigné de quelques milles de ma demeure, étoit décidé quand j'arrivai. En traitant
du pouls, j'ai déjà cité ci-dessus un cas d'inflammation des intestins, pour lequel j'ai prescrit les bains. Immédiatement après que le malade y étoit entré, les douleurs diminuoient pour
tout le tems de sa durée. Ne fût-ce que pour

obtenir un tel soulagement, on devroit toujours faire usage des bains dans ce cas.

On n'imaginera sûrement pas, que je prétende indiquer le bain comme un remède universel, dans toutes les douleurs des intestins ; je sais qu'il ne convient pas même toujours dans des cas de même nature : je sais aussi bien que les causes de la maladie sont extrêmement variées, et que l'on a quelquefois éprouvé, des effets salutaires du froid à l'intérieur et à l'extérieur, en boissons, en layemens, en fomentations. Mon objet ici n'est que de prouver que les bains calment généralement les douleurs.

On sait trop à quel point les bains adoucissent les cruelles douleurs des voies urinaires, pour qu'il soit nécessaire d'en citer des exemples en preuve ; tous les médecins expérimentés, ceux même qui n'ont que l'habitude d'une bonne pratique, n'ignorent point ce fait. Combien de malades n'ai-je pas vu se louer de l'action calmante des bains ? c'est au point même, que j'ai vu les bains diminuer considérablement les douleurs causées par une ischurie totale de la vessie, qui est restée incurable, malgré qu'on eût fait la ponction à tems.

Personne ne révoquera en doute les excellens effets du bain chaud dans les douleurs les plus cruelles de toutes, celles de la pierre. Tous les bons écrivains sont d'accord là - dessus. Alexandre de Tralle, Aretée et d'autres, le témoignent. Frédéric Hoffmann rapporte qu'il a eu l'occasion d'observer un malade tourmenté de douleurs attroces, causées par une pierre arrêtée dans le canal de l'urêtre, qu'aussi long-tems qu'il restoit dans un bain tiède, les douleurs le quittoient entièrement. Je ne puis rien dire là-dessus, d'après ma propre expérience, la plus grande partie de ma carrière pratique s'étant écoulée à Hanovre, où les pierres, dans les voies urinaires, sont heureusement, comme on sait, une maladie inconnue. Dans les deux autres villes où j'ai pratiqué, avant d'aller à Hanovre, et après l'avoir quitté, à Stade et à Oldenbourg, elle est très-rare. Je n'ai donc pas eu d'occasion d'observer moi-même l'effet des bains sur les douleurs causées par la pierre ; mais je les ai conseillés à des malades absens, et toujours j'ai appris qu'ils en avoient été soulagés.

Je ne rappelle ici que quelques-unes des douleurs les plus violentes, pour prouver par-là, que les bains chauds les calment généralement ; mais ce ne sont pas les seules où ils produisent cet effet. Les médecins se rappelleront, sans doute, d'avoir adouci des douleurs rhumatismales au moyen des bains chauds. Dans la goutte même, où l'on craint de prescrire un bain de pieds, proprement dit, la vapeur de l'eau chaude calme, d'une manière surprenante, les douleurs pour un certain tems, et sans aucun inconvénient, pourvu qu'on évite de se refroidir après, ainsi que je l'ai vu quelquefois.

Les

Les anciens connoissoient, peut-être mieux que nous, l'effet des bains sur les douleurs. Hyppocrate dit, en plusieurs endroits de ses ouvrages, et généralement : » L'eau chaude » calme les douleurs «. Il y a des cas (qui font exception) où les bains ne produisent pas cet effet, et d'autres où ils ne conviendroient pas, comme, par exemple, dans certains maux de tête. Mais je crois qu'en général on les emploie trop peu, dans la vue de calmer les douleurs, contre lesquelles ils sont d'un secours si prompt, et il me semble que cette propriété des bains n'est pas assez connue des médecins, ou qu'elle en est quelquefois oubliée : je trouve une preuve de ce que j'avance dans un récit assez comique d'un M. Blakei, inséré dans le *Journal des Savans de* 1782. M. Blakei éprouvoit des douleurs violentes, causées par une dislocation du pied ; il étoit grand amateur d'eau chaude, à-peu-près à la manière de Sangrado, et les secours n'arrivant pas assez promptement, il y eut recours sans autre avis, et il en éprouva un grand soulagement. Son médecin Anglois secoua la tête, et parut fort mécontent du remède, contre lequel il dit des choses qui n'ont pas de rapport à notre objet, et qui au moins ne prouvent rien contre ; entr'autres, qu'il ne croyoit pas qu'un remède relâchant pût fortifier. A quoi Blakei répondit : »Mon cher docteur, personne ne me per- » suadera qu'un remède qui me délivre de mes » souffrances soit mauvais «. Le médecin en eût

K

certainement permis l'usage dans le moment
des plus vives douleurs, si la propriété qu'il a
de les calmer lui eût été connue.

Les bains ne diminuent pas seulement les
douleurs, ils calment encore les mouvemens
spasmodiques et convulsifs : Hyppocrate dit
d'eux, dans ses Aphorismes, qu'ils sont d'un
grand secours contre le frisson, la roideur, les
tiraillemens et l'érétisme. Différens médecins,
parmi les anciens, faisoient usage des bains
dans les maladies convulsives ; et comme l'huile
par son onctuosité, et ensuite le lait, ont, à un
plus haut degré que l'eau, la propriété d'adoucir et de calmer, ils les recommandent dans
cette vue, et généralement dans tous les cas
où il est urgent de produire cet effet promptement et sûrement. Galien se délivra lui-même
de tiraillemens, causés par une blessure grave,
en s'arrosant le corps avec de l'huile chaude.
Dans un autre endroit, il dit qu'on peut mêler
à l'eau une cinquième partie d'huile, et que
quand celle-ci manque, on peut y substituer
du beurre. Les Arabistes, ainsi que les Arabes,
leurs maîtres et leurs modèles, ont la même
pratique. Savanarola fait un grand éloge du lait
dans la même vue. Dans son ouvrage sur les
bains d'Italie, il traite du bain d'huile (*de bal-
neo oleagineo*). Dans un chapitre particulier,
il le dit être d'une utilité admirable (*mirabiliter
confert*) sur-tout pour les tiraillemens causés
par des blessures, pour toute espèce de coliques,

et pour faciliter la sortie de la pierre ; il s'appuie sur son Avicenne : celui-ci recommande effectivement, dans ses écrits, les bains chauds et les embrocations fréquentes avec l'huile chaude , contre toutes sortes de crampes et de tiraillemens. Dans le tetanos, il veut qu'on assoie le malade dans l'huile chaude. Avenzoar dit à-peu-près la même chose , et ajoute de plus , qu'un bain d'huile chaude guérit toutes les douleurs, dans toutes les parties du corps. Les effets calmans des bains sont vantés dans les ouvrages de ceux qui ont écrit postérieurement sur les bains , comme Menghus Blanchellus , qui traite pareillement des bains d'huile dans un chapitre particulier ; et Bæcius , dans son grand ouvrage sur les bains , en parle très-avantageusement. Il dit entr'autres , qu'ils sont d'un secours *actuel* contre les tiraillemens causés par les blessures, et contre certains tremblemens. On peut juger du cas que les anciens faisoient des bains de lait , par l'exemple de Poppeia , épouse de Néron , qui faisoit conduire, par-tout où elle alloit, 5oo ânesses, dans le lait desquelles elle se baignoit. Peut-être étoit-elle attaquée d'une maladie qui exigeoit l'usage des adoucissans ; peut-être ne prenoit-elle de tels bains que par volupté ou pour rendre sa peau douce et délicate , ainsi que Juvenal l'assure : nous voyons encore , de nos jours, de pareils exemples.

Il est certain que les bains chauds n'ont pas

le pouvoir de dompter toutes les crampes et les convulsions : j'ai moi-même eu l'occasion de juger de leur peu d'utilité dans un tetanos, causé par une blessure ; mais dans ce cas, l'opium même, à la quantité de 24 grains dans 24 heures, n'agit que d'une manière insignifiante, jusqu'à ce que la partie blessée fût entièrement retranchée. Cependant, personne ne révoquera en doute leurs effets calmans, en général. Dans les cas de spasme, dans le vomissement spasmodique, ils sont un remède actif et utile ; s'ils calment autant d'accidens douloureux, ce n'est qu'en enlevant la contraction spasmodique, cause de la douleur ; et c'est par cette raison qu'ils adoucissent plusieurs symptômes douloureux des voies urinaires. Parmi les modernes, si j'en excepte Frédéric Hoffmann, qui, d'après sa propre expérience, recommande les bains dans les cas de spasme, aucuns n'ont plus heureusement appliqué cette doctrine que les François, comme on peut s'en convaincre, en lisant les ouvrages de Lieutaud, Lorry, Pomme, Marteau, Raulin, etc. et particulièrement ceux de Tissot : tous ces écrivains, et ce dernier surtout, sont souvent parvenus, au moyen des bains, et quelquefois dans les bains mêmes, à faire prendre les remèdes indiqués, qui, hors de là, causoient de l'agitation et des spasmes ; ce qui n'arrivoit jamais pendant le bain, où la disposition à de pareils mouvemens n'est pas, à beaucoup près, aussi grande. Pomme rapporte ces phénomènes à toute autre cause que la véritable ; il pense que ce changement a lieu parce que l'endurcissement morbifique des nerfs est diminué, par l'action amollissante de l'eau chaude. Au reste , tout en raisonnant mal , il connoît très-bien la vertu des bains. Ses écrits nous prouvent qu'il les a bien des fois prescrits avec succès contre les spasmes. Il dit entr'autres, qu'il a vu des suffocations histériques céder , comme par enchantement , à un bain de jambes, et l'on sait que Whytts calma subitement une toux spasmodique , en faisant mettre les pieds dans l'eau chaude. Il est également reconnu chez nous , et d'après l'expérience, que les bains chauds adoucissent et calment les mouvemens spasmodiques, et tous les symptômes dûs à une trop grande mobilité des nerfs ; et quelques médecins moins prévenus contre l'action affoiblissante des bains sur des nerfs déjà foibles , les ordonnent dans ce cas; ce qui cependant n'est pas très-commun. J'ai observé aussi, quoiqu'assez rarement, que des médecins de la haute Allemagne , dans les cas d'une grande mobilité spasmodique , faisoient ajouter à l'eau du bain une partie de lait. J'ai moi-même conseillé un mélange semblable à des personnes douées d'une irritabilité et d'une mobilité nerveuse excessives. Si ce point de doctrine n'étoit pas aussi universellement reconnu , je ne manquerois pas d'observations pour l'établir. Combien de fois n'ai-je pas vu les accès d'histérisme les plus violens, calmés par le bain d'eau chaude? Son action sur des nerfs agités, est tellement bienfaisante, qu'il m'est arrivé souvent de produire un certain calme, par le simple usage des boissons tièdes, tandis que les froides augmentent l'agitation. Bien des personnes attaquées de maladies nerveuses, savent, par expérience, qu'en pareil cas les bains de pieds procurent un grand soulagement (*); il arrive quelquefois,

---

(*) Tout ceci semble directement contraire aux principes reçus ordinairement, d'après lesquels on défend avec tant de sévérité l'humidité chaude, dans le cas de foiblesse des nerfs, soit extérieurement, soit intérieurement; où l'on interdit l'usage de la soupe, et où l'on conseille les bains froids. Je ne prétends pas dire qu'on puisse guérir radicalement toutes les maladies nerveuses avec de l'eau chaude; mais tout ce que j'ai avancé, jusqu'ici, relativement à l'effet momentané des vapeurs humides chaudes sur des nerfs irritables, n'en demeure pas moins vrai, et des observations multipliées le confirment. Entr'autres, j'ai vu en Italie que bien des personnes foibles, irritables, douées d'une grande sensibilité, et que tous les vieillards se trouvoient toujours mieux en hiver, lorsque le sirocco (vent de Sud-Est) dominoit, que dans un air froid, quoique très-pur : l'air du sirocco, à raison de son humidité tiède, a quelque chose d'analogue aux bains de vapeurs tièdes; et c'est de là que paroît dériver son action bienfaisante sur certains individus. Il est vraisemblable que l'action affoiblissante et opprimante de l'*Aer plumbeus* d'Horace, et qui se fait sentir même à des individus robustes et bien portans, reconnoît toute autre cause que cette humidité. Les médecins Italiens, m'ont unanimement assuré que ce vent, malgré l'abattement qu'il cause, est cependant en tout plus sain que les vents du Nord très-froids, et qu'ils prouvent par la comparaison des hivers doux, pendant lesquels il règne avec les hivers froids. Chez nous, en Allemagne, il en est de même; car malgré qu'on objecte contre ce fait, le bien-être qu'éprouvent dans les grands froids des individus d'une constitution robuste; les tables de mortalité prouvent clairement et sans réplique qu'il meurt moins d'individus pendant et après des hivers doux, que dans le cas contraire.

dans des constipations rebelles, que les purgatifs n'agissent, qu'après qu'on a fait mettre le
malade dans le bain ; parce qu'alors cesse l'état
de spasme qui s'opposoit aux évacuations : ceci
s'accorde très-bien avec ce que j'observerai
dans la suite, que le bain, pendant toute sa
durée, diminue généralement plutôt les évacuations du ventre, qu'il ne les favorise.

Le dernier effet visible des bains dont j'ai à
parler ici, c'est la disposition au sommeil ; chez
plusieurs, elle est si grande qu'on a beaucoup de
peine à la maîtriser, et à les empêcher de dormir réellement. Beaucoup d'écrivains ont fait
cette observation, mais ils se trompent à l'égard
de la cause. Gallien connoissoit cette disposition au sommeil dans le bain, et il l'attribue à
ce que la tête est mouillée. L'expérience jour-
nalière, nous démontre la fausseté de cette explication, puisque nous ne faisons jamais mettre
la tête dans l'eau, que communément on ne l'arrose pas d'eau chaude, et que malgré cela il y
a disposition au sommeil dans le bain. Baccius
parle aussi de ce phénomène, mais sans rien dire
d'important à ce sujet. On a cru presque généralement que l'assoupissement, causé par le
bain, étoit nuisible, parce qu'il étoit dû en partie au transport des humeurs, causé par la compression de l'eau, et en partie aussi à leur expansion. Frédéric Hoffman dit qu'il est reconnu
des médecins, que les bains disposent à un sommeil doux, ce qui ne résulte, selon lui, que de

l'expansion des humeurs : *Unde habitum infla-
tum et turgidulum reddunt.* Nous nous arrête-
rons à son observation , quoique l'explication
qu'il en donne ne puisse être d'aucune utilité.
Quoique j'accorde volontiers que le sommeil ne
puisse être avantageux dans le bain , (ce que je
prouverai ci-dessous , en établissant les règles
à observer dans l'instruction sur l'usage des
bains ,) je n'en suis pas moins convaincu que
c'est à tort qu'on attribue le sommeil , produit
par le bain, à une cause dangereuse. Tout homme
qui aura observé ou éprouvé , comment ce phénomène a lieu dans un bain prolongé quelque
tems , n'imaginera jamais, qu'il soit le produit
d'une cause aussi violente , que l'expansion des
vaisseaux du cerveau ; il reconnoîtra, au contraire, la cause la plus douce qui puisse amener le
sommeil, puisqu'il est constamment précédé d'un
sentiment de bien-être et de calme. C'est d'après
cela que depuis long-tems, j'ordonne les bains
chauds sans aucune crainte , et avec les plus
grands succès dans certaines espèces d'insomnies. Quelquefois même je les fais prendre très-
tard , lorsque les malades craignent les bains
chauds, parce qu'ils concluent du sentiment habituel de chaleur à la surface du corps qui ac-
compagne ordinairement l'insomnie, qu'il y a
un foyer de chaleur interne considérable qui
doit rendre le bain nuisible. Lorsque j'ai lu dans
l'écrit précieux et instructif du professeur Busch
de Hambourg, sur ses anciens maux de nerfs,

qu'il s'est baigné dans l'eau froide , pour se guérir de ses douloureuses insomnies , et qu'il en
résulta plus de mal que de bien , j'ai pensé que
s'il eût connu et mis à profit l'action du bain
chaud , il en auroit éprouvé l'effet désiré.

Comme je me propose de déduire d'une seule
cause les divers effets des bains chauds , pour ralentir le pouls, calmer les douleurs et les spasmes,
et produire le sommeil , je dois avant tout prévenir une objection que l'on pourroit me faire
sur le premier de ces effets , celui de ralentir le
pouls : je me la suis faite à moi-même avant d'en
être venu à comparer et réunir exactement mes
observations. On pourroit dire que les bains
auxquels cet effet est dû , sont toujours de quelque chose , ne fût-ce que de très-peu, au-dessous
du degré de chaleur naturelle du corps , qu'ainsi
on peut l'expliquer par la diminution du degré
de chaleur de celui-ci , laquelle est sans contredit le stimulant principal , auquel est dû le plus
ou le moins de vélocité de la circulation du sang.
Je crois effectivement que dans les bains froids,
proprement dits , la cause du ralentissement du
pouls est dans la soustraction de la chaleur ,
quoique la manière violente dont elle s'opère ,
cause d'abord de l'ébranlement (*). Les observations nous prouveront sans doute , que chez les
personnes qui périssent par le froid , le pouls se

(*) Les bains froids ralentissent constamment le pouls , malgré
qu'ils soient dans la classe des bains stimulans.

ralentit progressivement et peu-à-peu, et qu'il existe un sentiment de fatigue, qu'on observe peu de tems avant que le corps soit gêlé. Les expériences rapportées dans le sixième chapitre, détruisent toute la force de cette objection, par rapport aux bains chauds : on y établit, en principe, que plus il y a de chaleur enlevée au corps, plus le pouls doit être ralenti ; mais l'expérience dément cette assertion. On a vu ci-dessus que tout bain au dessous de la chaleur du sang, ralentit le pouls, sans qu'il résulte aucune différence de dix ou même de douze degrés de froid en sus. Je dirai plus, c'est qu'il m'a paru toujours, que la diminution du pouls, étoit un peu moindre, dans un bain très-froid. Si l'on m'objectoit ici l'observation où j'ai rapporté que dans un bain de 60 degrés, le pouls étoit tombé de 80 à 72 ; je repondrois que peut-être il y a eu intermittence d'une ou deux pulsations, et que conséquemment il faudroit en faire déduction sur la quantité. Je conclus donc que le ralentissement du pouls, dans le bain tiède, est dûe à une toute autre cause, qu'à la diminution de la chaleur du corps, cause que je reconnois quant aux bains froids.

On sait comment d'autres écrivains ont expliqué ces phénomènes, mais personne, que je sache, n'a cherché à découvrir la cause du ralentissement du pouls dans le bain ; en revanche, on s'est beaucoup occupé de ses effets calmans, contre les spasmes et les douleurs. Comme admet dans les maladies de nerfs, un certain desséchement ou raccornissement des nerfs, duquel il déduit l'accroissement d'irritabilité et ses suites, que le bain doit guérir en humectant les nerfs, et les rétablissant dans leur état naturel. Cette explication est toute arbitraire, et ne mérite conséquemment aucune réfutation. Le plus souvent, ce phénomène est expliqué d'une manière indéterminée ; et pour couvrir la foiblesse qui règne dans le raisonnement, on a recours à une multitude de causes agissant simultanément, et qui toutes ensemble ne sont rien moins que prouvées, et qui au moins ne peuvent causer les effets qu'on leur attribue. Un de nos plus modernes écrivains Allemands dit, entr'autres, que le bain est utile dans l'état spasmodique, parce qu'il relâche le tissu des vaisseaux de la peau, qu'il ouvre les pores de la sueur, et rétablit la libre circulation des humeurs. Il n'est pas nécessaire de prouver la foiblesse et l'insuffisance de cette explication, et il seroit superflu d'en citer un plus grand nombre de ce genre : affoiblissement, ramollissement, humectation, telles sont en général les sources auxquelles on rapporte l'effet calmant des bains. M. Tissot est, selon moi, plus près du but, lorsqu'il dit que les bains calment sympathiquement les spasmes, qu'ils diminuent l'irritation morbifique de la peau et des nerfs de la peau, qu'ils produisent une détente qu'il désigne sous le nom de *léniment de la peau.*

Lorsque nous cherchons à expliquer comment s'opèrent dans le corps les changemens observés, c'est toujours sous la réserve tacite que nous pouvons nous tromper ; qu'une grande quantité de causes agissant simultanément, nous sont inconnues ; que nous devons sur-tout nous attacher aux faits, et ne pas trop compter sur nos explications. Ceci posé, je vais donner mes idées sur les phénomènes dont il s'agit ici.

Cette sensation agréable, ce bien-être qu'on éprouve dans le bain, et qui sans doute étoit, chez les Romains, la raison qui les faisoit regarder comme une des jouissances de la vie, m'a conduit d'abord à l'opinion que je vais présenter, et j'ai trouvé depuis que Whitt et Falconner étoient assis sur la voie. Cette sensation agréable qu'on éprouve dans le bain, est peut-être quelque chose de négatif. C'est le calme, la situation paisible où l'on se trouve qui la cause. Au moins cet effet a toujours lieu, lors même qu'il en existe de plus actifs sur les organes du sentiment. Il y a des remèdes propres à augmenter la sensibilité et l'irritabilité ; il en est d'autres qui les diminuent et les détruisent avec violence (*). Pourquoi n'y en auroit-il pas de propres à la diminuer avec douceur ? et de même qu'il

---

(*) Il ne s'agit pas seulement ici de ce qu'on nomme *irritabilité de la fibre,* mais encore de celle des organes du sentiment. Cet emploi de mots est permis, on dit des nerfs qu'*ils sont irrités ,* et il existe aussi une irritabilité morale.

existe une quantité innombrable de choses qui
agissent comme stimulant, pourquoi n'y en
auroit-il pas qui agissent comme le contraire
d'un stimulant. Si le bain étoit du nombre de
ces dernières, combien de ses effets sur le corps
sain, ou sur le malade, ne seroient-ils pas ex-
pliqués par-là? Toute la surface du corps, consiste à-peu-près en un tissu de nerfs, qui sont en
liaison avec tous les autres nerfs du corps. Si
donc les nerfs ont la propriété d'éprouver la sensation de telle partie, nous ne serons plus étonnés
des effets importans qui ont lieu, lorsqu'une aussi
grande partie d'entr'eux est dans une situation
agréable. Nous ne savons pas, et nous saurons
difficilement, pour quelle raison le bain procure
une telle situation. Nos connoissances se bornent
à ne pas ignorer que toute chaleur, jusqu'à un
certain degré, est agréable aux nerfs : qu'elle
produise cette sensation, à raison de son affinité
avec le fluide nerveux, c'est ce qui n'est pas démontré ; c'est assez pour nous de savoir que la
chaleur qui leur est agréable, le devient davantage quand l'eau en est le véhicule, et plus encore, lorsque c'est le lait ou l'huile tiède.

Quant à la manière dont cette action se pro-
page dans l'intérieur des nerfs, au moyen du
contact à l'extérieur, c'est ce que l'œil de l'homme
ne peut pénétrer, et de simples conjectures n'en-
richissent pas nos connoissances. Nous observons dans l'homme, considéré moralement,
des phénomènes analogues à ceux dont je parle

ici dans le corps animal. L'individu qui se trouve
dans la disposition d'esprit la plus heureuse,
fût-il d'ailleurs d'une nature très-irritable, ne
sera pas au premier moment aussi ému par d'autres impressions, même des plus fâcheuses, qu'il
l'auroît été avant ou qu'il le seroit après; ainsi
le bain, en flattant les organes du sentiment,
en les mettant dans une disposition agréable,
diminue peut-être la force des autres impressions, et en même tems l'irritabilité musculaire,
à l'aide des nerfs seulement. C'est de cette manière qu'il diminue la douleur, qu'il appaise les
mouvemens contre nature, connus sous le nom
d'érétisme, de spasmes et de convulsions; qu'il
diminue même l'irritabilité du cœur et des autres
organes, au point que ceux-ci ne réagissent pas
comme à l'ordinaire. Le bain, en calmant de la
sorte tout le système amené progressivement,
le maximum du repos du corps vivant, le sommeil (*), on peut déduire de la même cause dif-

---

(*) Je dis qu'il agit de la sorte sur tout le système, et je vais en donner encore un exemple: il diminue l'envie d'aller à la selle. Presque
toutes les personnes qui, à Pyrmont, se baignent avant midi, ont bu
le matin de l'eau minérale, qui agit communément sur le ventre;
quelques-unes éprouvent encore comme une envie d'aller, au moment où elles entrent dans le bain, où cette sensation s'y perd entièrement. Lorsqu'on me demande si l'on peut prendre le bain dans une
telle circonstance, depuis très-long-tems je n'hésite point de dire *oui*.
J'ai interrogé le maître des bains de Pyrmont, qui peut donner mieux
que qui que ce soit des renseignemens là-dessus, puisqu'il sert plusieurs centaines de baigneurs pendant chaque été. Je lui ai dit qu'a-
près avoir bu de l'eau et déjeuné ensuite, nombre de baigneurs de-

férens autres effets du bain, moins visibles : c'est ainsi, par exemple, que le bain tiède enlève ce sentiment de fatigue que nous éprouvons après de longs exercices, ou après un voyage pénible. Un grand nombre d'effets bienfaisans des bains, dans les maladies si variées du bas-ventre, dérivent principalement de la même cause. C'est probablement par sympathie que les topiques, comme les cataplasmes et les fomentations sur le bas-ventre, exercent une action aussi bienfaisante dans les cas de douleurs, d'inflammation, et de spasmes des viscères : il seroit difficile de concevoir comment la chaleur ou la vapeur des ingrédiens pourroit pénétrer à travers une épaisseur, quelquefois de plusieurs pouces, et agir immédiatement et par elle-même sur les viscères. Il est pourtant nécessaire d'observer que dans les douleurs du bas-ventre, les cataplasmes appliqués sur la poitrine, ou sur d'autres parties, qui d'ailleurs sont dans une vraie connexion avec les nerfs du bas-ventre, ne font jamais autant de bien que quand on les applique sur le bas-ventre même. Comme il est impossible de rien voir à une telle profondeur, il ne nous reste

---

voient sans doute éprouver le besoin d'aller à la selle. Il m'a répondu que cela n'arrivoit pas, que deux ou trois fois au plus dans tout un été on lui demandoit les dispositions nécessaires pour ce besoin. Je répéterai, à ce sujet, que dans d'autres occasions on éprouve quelquefois un grand besoin d'aller dans le bain, et qu'il produit des évacuations bienfaisantes, lorsqu'elles étoient précédemment retenues par un état de spasmes.

d'autre parti à prendre, que de nous en rapporter à l'expérience et à un usage presqu'empirique, fondé sur ce qui a eu lieu dans des cas
analogues.

Quelques médecins m'accuseront, peut-être,
d'avoir donné dans cet ouvrage trop peu d'attention à l'irritabilité, proprement dite, de la
fibre, à laquelle on fait aujourd'hui jouer, dans
la théorie médicale, un plus grand rôle, qu'on
ne le devroit, d'après mon opinion. Les idées
des modernes, là-dessus, ne sont pas assez
mûries pour qu'on puisse décider, avec connoissance de cause; ce que je dirai donc ici,
n'aura pour but que de donner occasion à des
recherches plus approfondies sur cette matière.

De même qu'il est possible qu'une seule matière primitive, soit l'élément du monde physique tout entier; de même aussi il se peut
que toutes les forces ne soient que des modifications d'une force première génératrice, que
l'élasticité et le magnétisme, par exemple, ne
soient autre chose que la force de gravité ou
d'attraction modifiée; il est possible également,
que l'irritabilité soit au fond la seule force du
corps animal; mais dans nos expériences, sur
le monde physique, nous ne nous occupons
d'une telle matière génératrice; nous observons
chaque corps dans sa constitution individuelle,
sans faire de recherches sur sa matière primitive.
Je ne crois pas être dans l'erreur, quand j'en-
visage pour elle-même, et comme supérieure

à

à l'irritabilité de la fibre , la force des nerfs , qui fait du corps animal une machine toute harmonique. La force de la fibre est, sans doute , considérable et d'une grande impor- tance ; elle subsiste sans l'influence des nerfs , mais pour combien de tems? Le cœur entière- ment séparé du corps , se contracte encore assez long-tems lorsqu'on le stimule (*). Il y a bien long-tems que j'ai demandé, si quelqu'un avoit jamais observé jusqu'où pouvoit aller l'impression produite par l'influence des nerfs : en accordant encore que l'irritabilité de la fibre subsiste par elle-même, au moins est-elle tou- jours subordonnée à la force nerveuse , et nous ne pouvons agir dans le corps sain et entier qu'avec et par les nerfs. Nous admettrons un instant que le bain chaud adoucit et calme , pour cela seul qu'il diminue immédiatement l'irri- tabilité de la fibre. Comment cela arrivera-t-il ? sera-ce par ses effets sur les fibres de la peau ? sans les nerfs , qu'a de commun l'épiderme avec les parties intérieures ? quelle est la connexion de l'organe de la peau avec le cœur, pour que

––––––––––

(*) Pendant qu'on imprime cet ouvrage, je lis qu'on nie absolu- ment qu'il y ait aucun nerf dans le muscle du cœur : il seroit donc , sous un certain rapport, isolé de tout le reste du système. Il est cepen- dant impossible de nier que le cœur ne participe sympathiquement aux vices des autres parties, et qu'il ne souffre aussi dans les affections ner- veuses. Le cœur est-il effectivement dépourvu de nerfs ? ce que je ne puis croire encore ; le bain agit toujours au moyen des nerfs sur la cir- culation par les vaisseaux sanguins.

L

celui-ci partage l'impression produite à l'extérieur? Chaque fibre dans le corps est individuelle, et pourra en tout cas, si elle est mise
en mouvement, stimuler celles qui l'approchent,
et les mettre en action ; mais il est impossible
d'expliquer une action plus éloignée, sans le
concours des nerfs. Le tissu cellulaire, par lequel tout ce qui s'appelle fibre est en connexion,
ne peut propager ni communiquer aucune impression. Si l'on stimule l'estomac, comment
s'ensuivra-t-il des mouvemens dans les parties
éloignées, sinon par les nerfs? Si l'on fait entrer en contraction une partie de la peau par
l'application de l'eau froide, toute sa surface
se contractera-t-elle par elle-même et sans le
secours des nerfs? Je ne croirai jamais que le
fer pris à l'intérieur fortifie après un certain
tems, par cela seul qu'il augmente l'élasticité
des fibres de l'estomac et des intestins. Je ne
vois pas comment cette force pourroit se communiquer au bras et au cœur, par un mouvement sympathique. Ou le fer agit à l'aide des
nerfs, ou, ce qui me paroît plus vraisemblable,
au moyen du sang ; et c'est ainsi qu'il améliore
la composition de la fibre : peut-être ces deux
actions sont-elles simultanées, et on peut y
ajouter un effet immédiat et utile sur les premières voies.

Il est possible que l'éclair tue en anéantissant
immédiatement toute irritabilité, car il peut
tout pénétrer, et agir sur chacune des fibres,

quoique sa marche, autant que nous pouvons
le savoir, ne soit pas telle qu'on puisse croire
qu'il pénètre un corps dans toutes ses parties;
mais je doute fort que les poisons qui tuent
subitement, et qui détruisent également toute
irritabilité, produisent cet effet sans le concours
des nerfs. Fontana qui, le premier, a donné
beaucoup de lumières là-dessus, croyoit, long-
tems encore après que son livre avoit paru,
ainsi qu'il me l'a souvent assuré, et comme il
a cherché à le démontrer par diverses raisons,
que les poisons tuoient avec autant de promp-
titude par leur action sur le sang; mais M. Gir-
tanner, médecin, aussi éclairé qu'ingénieux,
a prouvé le contraire par ses expériences. Il me
paroît toujours que les nerfs jouent ici le principal rôle; d'eux seuls dépend la perte de l'irritabilité. Tout ceci étoit écrit depuis très-long-
tems, quand j'ai trouvé une preuve bien remarquable de ce que j'avance, dans les expériences
de M. Rouppe, sur le terrible poison des flè-
ches de Macassar; dans les animaux, à sang
chaud et à sang froid, qu'il tuoit, dans l'espace
de trois minutes, avec ce poison, il a observé
que le cœur conservoit son mouvement plus
long-tems que dans d'autres animaux morts par
d'autres causes.

Je borne là mes réflexions sur cette importante propriété des bains. Il importe peu que
nous nous trompions en théorie, pourvu que
leur effet nous soit bien connu, et que nous

sachions à propos en faire usage. Un certain coup-d'œil, qu'une bonne expérience seule peut donner, finit toujours par devenir le guide des meilleurs médecins ; et comme on observe qu'il est plus sûr que toutes les théories, celles-ci lui sont ordinairement subordonnées. On finit par être persuadé qu'il vaut mieux guérir empiriquement, que de risquer de commettre des erreurs, avec beaucoup de théorie et de science, et l'on estime moins ce qui n'est pas fondé sur l'expérience.

CHAPITRE VIII.

De l'effet des bains sur les parties fluides du corps, et sur les vaisseaux : quelques réflexions sur la Pathologie humorale.

JUSQU'ICI il a été question de quelques effets reconnus, d'après l'expérience, de l'eau chaude sous forme de bains, sur les parties solides ; je vais maintenant m'occuper de quelques-uns de ses effets sur les parties fluides, et sur les vaisseaux qui les contiennent ; c'est-à-dire, de l'absorption et de la transpiration dans le bain. Nous devons aux travaux de très-grands anatomistes étrangers, une connoissance bien plus approfondie des vaisseaux lymphatiques, et l'on pouvoit d'avance présumer que les vaisseaux absorberoient beaucoup, chaque fois qu'ils seroient, pendant un certain tems , en contact avec des substances fluides d'une température à-peu-près égale à la leur : l'observation détruit tout doute là-dessus ; ils absorbent même l'eau , quoique beaucoup plus froide que le corps. On connoît des exemples de naufragés , qui , dans une disette absolue d'eau , se sont préservés de mourir de soif en nageant dans la mer, et à l'aide de leurs habits mouillés. Des malades , qui ne pouvoient boire , ont absorbé , dans un bain chaud , les fluides qui leur étoient nécessaires, au point même d'uriner. Cruikshank en cite un exemple instructif et complet. Un naturaliste doit , d'après cela , rabattre beaucoup de l'idée des tourmens de Tantale , exagérés par les poëtes. Il est de même hors de doute , que ceux auxquels on ne peut faire prendre aucune nourriture , pourront être soutenus par des bains de substances nourrissantes , comme de lait, de gruau d'avoine , de bouillon , etc. Le vin appliqué à l'extérieur fortifie ; mais , à l'égard des substances qui agissent en même-tems sur les nerfs, c'est une question de savoir si leurs effets sont dûs à l'absorption seulement, comme ceux des médicamens appliqués extérieurement, qui agissent à l'intérieur.

Le cours des urines , augmenté dans un bain chaud d'une température agréable , et qui ne peut agir en stimulant comme un bain froid, nous offre encore une preuve de l'absorption augmentée dans le bain.

On a observé que des vêtemens étroits l'étoient davantage au sortir du bain ; et comme on ne peut attribuer cet effet à la chaleur , dans un bain au degré de celle du corps , il s'explique très-bien par l'absorption des vaisseaux lymphatiques augmentée. La quantité innombrable de ces vaisseaux sur la surface du corps , peut très-aisément causer un tel accroissement de la périphérie , à l'aide d'une très-légère expansion , si l'on réfléchit , sur-tout , à quel point ils grossissent le corps, lorsqu'ils sont distendus et gonflés dans l'état de maladie. L'accroissement de circonférence du corps, provient en grande partie de ce que les parties aqueuses , déposées dans les intestins du tissu cellulaire , ne peuvent être résorbées assez promptement, le bain en fournissant toujours de nouvelles. On pourroit penser , peut-être , que cet accroissement est dû à l'accumulation de la chaleur, parce que le corps placé dans un fluide aussi dense et d'une chaleur égale à la sienne , ne peut la laisser échapper aussi librement. Mais on a déjà vu, au septième chapitre, que dans un bain , à la température du corps , on ne voit aucun indice d'augmentation de chaleur , soit dans la couleur du visage , soit dans le gonflement des vaisseaux sanguins, ou dans la circulation accélérée. On connoît aisément aussi pourquoi la bague devient plus étroite dans un bain , dont la chaleur n'est pas assez grande pour causer une plus grande expansion du doigt. Plusieurs mé-

decins ont fait des expériences, dans la vue
d'établir, en général, une doctrine plus exacte
sur l'absorption et la transpiration du corps, et
en particulier dans l'eau à différentes températures. Pour y parvenir, on a cru devoir peser
tantôt le corps, et tantôt l'eau.

Il est impossible de déterminer avec précision,
par des expériences, combien le corps humain
transpire en général, et combien il absorbe de
l'atmosphère. D'abord ces deux fonctions diffèrent essentiellement chez différens individus,
et chez les mêmes à des époques différentes, et
dans diverses circonstances; ensuite, et ceci est de
la plus grande importance, la transpiration par les
pores de la peau, et celle qui se fait par les poumons, nous empêchent de savoir jamais combien
il arrive de nouvelles parties aqueuses dans le
corps, par la voie de l'absorption, et par contre,
l'absorption empêche de juger à la balance de la
perte que le corps éprouve par la transpiration.
Les expériences faites sur les baigneurs offrent
encore plus de difficultés, et conséquemment
plus d'incertitude, parce que la chose est plus
compliquée. Veut-on, en pesant l'eau du bain,
reconnoître quelle est la quantité de parties
aqueuses absorbées, il ne suffira pas de déterminer d'abord celles des émanations assez abon-
dantes du corps qui se combinent à l'eau, ce qui
est impossible; il faudroit encore savoir combien
d'eau s'est épavorée pendant la durée de l'expérience; enfin, combien il en reste sur le corps,

Quand bien même, à l'imitation de Falconner, on comprendroit dans l'expérience la serviette avec laquelle le baigneur s'essuie, et qu'on la peseroit avant et après, pour s'assurer de la quantité de parties aqueuses qu'elle a attirée, on n'auroit encore que des résultats peu certains. Il est aisé de voir que les mêmes difficultés existent, si l'on veut peser le corps ; la transpiration continuelle, sur-tout celle qui se fait constamment par les poumons, empêchera toujours de savoir précisément combien le corps absorbe, et d'un autre côté, l'absorption toujours subsistante, ne permettra pas non plus de déterminer quelle est la quantité de transpiration dans un tems donné.

D'après tous ces motifs, je n'ai jamais été porté à faire là-dessus des expériences ; elles seroient trop difficiles et trop coûteuses pour un objet que l'on sait d'avance ne pouvoir éclaircir par elles : le plus ou le moins sont assez indifférens, au moins à l'époque présente, puisque, comme on le verra dans la suite, les opinions diffèrent si essentiellement sur l'influence de ces fonctions dans l'état de maladie.

Les expériences les plus exactes, sur l'absorption dans l'eau chaude, sont dues à Falconner, et il ne les a faites que sur une partie du corps, sur la main. Quelques heures avant le repas, dans un tems où l'absorption est considérable, il a observé que l'eau, chauffée à 112, et rafraîchie pendant la durée de l'expérience jusque 91,

avoit perdu, déduction faite de ce qui s'étoit éva-
poré, 98 grains de son poids dans un quart-
d'heure : sans doute qu'il a cru que cette quantité
avoit été absorbée. Chez un autre, et dans les
mêmes circonstances, la perte de l'eau absorbée
n'étoit que de 64 grains. Il a fait sur lui-même,
et sur d'autres, de semblables expériences, après
le repas, il n'a trouvé que 38 grains de diminution sur le poids de l'eau. L'atmosphère étant
très-chaude, et la transpiration de la main abondante, loin que l'eau eût rien perdu par l'absorption, son poids étoit augmenté de quelques
grains. D'après ces expériences, Falconner con-
clut que l'absorption, sur toute la surface du
corps, toutes choses étant égales, peut être de
12 à 4 onces, dans un quart-d'heure. Puisque
Falconner n'a pu comprendre dans ses expériences, ni évaluer la transpiration de la main,
qui a dû être très-forte au commencement, lorsque l'eau étoit à 112 degrés, il est aisé de voir
que l'absorption des parties aqueuses a été plus
considérable qu'il ne le dit.

W. Alexander, médecin Écossois, a fait des
expériences semblables sur l'absorption dans le
bain ; elles sont moins exactes, puisqu'il ne dit
rien de l'évaporation de l'eau : je n'en parlerai
pas plus que de toutes celles de ce genre. On a
des exemples de personnes qui, pendant le jour,
s'étoient épuisées par des exercices très-violens,
et dont le poids pendant le sommeil de la nuit
suivante, s'étoit accru depuis deux jusque trois

livres, au moyen de l'absorption ; mais on jugera que la quantité de fluides absorbés a dû être plus forte encore, puisque ces personnes transpiroient très-certainement au lit.

J'ai lu dans Dampierre, qu'on ne doit regarder ni comme un aventurier, ni comme un de ces voyageurs qui abusent de la crédulité du public, un fait remarquable, et qui prouve combien peut être considérable l'absorption chez des individus bien portans, dans une certaine constitution de l'air. Il raconte que dans la mer du Sud, ses gens buvoient extraordinairement peu, et dans un tems où, à raison de la disette, on ne distribuoit que très-peu d'alimens, par exemple, huit ou dix cuillerées de maïs, pour 24 heures à chacun ; que lui personnellement buvoit d'ordinaire trois fois le jour, mais que beaucoup étoient restés jusqu'à 12 jours sans boire une seule fois, sans même en avoir témoigné l'envie ; qu'un, entr'autres, après 17 jours, assura que s'il avoit bu, c'étoit sans avoir éprouvé de soif ; que malgré cela tous urinoient comme à l'ordinaire, tantôt peu, tantôt beaucoup. Je ne dois pas oublier d'observer ici, que peu de tems avant, il régnoit dans l'équipage des gonflemens oédémateux et des hydropisies, que plusieurs en étoient morts, et que d'autres, du nombre desquels étoit Dampierre lui-même, n'étoient pas encore entièrement rétablis. On peut voir à quel point l'absorption peut être augmentée par l'état de maladie dans le diabétès, où, quoique le malade boive très-peu, l'urine sort par seaux, et où dans peu de jours son poids excède de beaucoup non-seulement celui des liquides bus dans ce tems, mais celui même de tout le corps.

Si l'on vouloit déterminer à-peu-près la quantité de parties aqueuses, absorbées par un adulte dans un bain tiède de moyenne durée, d'une heure par exemple, on pourroit prendre pour base l'expérience de Falconner, et en supposant une bonne absorption, elles seroient de 48 onces; mais il faudroit compter en sus ce que la transpiration, dans le bain, ajoute à l'eau, et ceci n'est pas facile à déterminer. La quantité de la perspiration varie étonnamment, et peut dans un tems donné, abstraction faite de la sueur, aller depuis deux gros jusqu'à six onces, c'est-à-dire, d'un à vingt en plus ou en moins, comme le prouvent les expériences faites à l'air libre, par Homes, malgré qu'il n'ait tenu aucun compte de l'absorption, et que ses calculs soient conséquemment au-dessous de ce qu'ils doivent être. Selon Cruikshank, la transpiration dans le bain est beaucoup plus forte, depuis 5 jusque 8 onces dans l'espace d'une heure, soit qu'on y reste tranquille, soit qu'on y fasse du mouvement. Il est hors de doute que l'on transpire davantage dans un bain tiède qu'à l'air libre, et quoique les calculs de Keil manquent de justesse, lorsqu'il évalue à-peu-près la quantité de matières transpirées à une demi-once dans l'atmosphère, et à huit onces dans le bain, ils prouvent au moins que l'expérience lui avoit appris que le bain augmentoit la transpiration. Je ne crois pas être éloigné du vrai, si je dis qu'on peut transpirer jusqu'à une livre, dans un bain d'une heure, sans y suer ; ceci ajouté aux quarante-huit onces, dont j'ai parlé ci-dessus, je fixerois la quantité de parties aqueuses absorbées à quatre livres par heure : on voit aisément, par ce que j'ai dit plus haut, que cela peut très-souvent varier en plus ou en moins, et très-certainement l'absorption est plus forte dans la première demi-heure qu'elle ne l'est ensuite.

Le bain tiède a moins d'influence sur la transpiration que sur l'absorption : je regarde, en général, la transpiration insensible comme beaucoup plus importante que ne le pensent quelques physiologistes anciens et beaucoup de modernes, qui prétendent que l'eau seule, et quelque chose des alimens, passent par cette voie, et que l'urine supplée à leur défaut, sans qu'il en résulte rien de fâcheux. Mais la quantité de matières, qui passent par cette voie, prouve déjà pour l'importance de cette fonction : il est vrai qu'elle diffère relativement à la constitution de l'individu, à la saison, au climat et à la température, mais elle est toujours importante, en si petite quantité qu'elle soit. On a calculé qu'un homme, d'une taille moyenne, perd difficilement jusqu'à deux livres, en ving-quatre heures, par les voies de la transpiration, y compris ce qui s'exhale par les poumons ; et d'après des observations également bien circonstanciées, la quantité la plus considérable de matières transpirées, va un peu au-delà de quatre livres, et Sanctorius l'évalue à cinq. M. Cruikshank, l'auteur le plus moderne des expériences relatives à cette question, et faites seulement sur quelques parties du corps, pense que l'on transpire huit livres dans le repos, et 12 dans le mouvement. Il est aisé de démontrer que quand toutés ces expériences seroient parfaitement faites, les résultats en seroient encore inexacts. Les calculs de tous ceux qui les ont faites, s'accordent à porter trop bas la transpiration ; parce que personne ne considère dans l'observation, ét qu'il est même impossible de compter combien le corps absorbe de l'atmosphère, dans l'espace de vingt-quatre heures. Plus l'absorption est considérable, plus la quantité réelle de la transpiration augmente, et celle-ci doit entrer en compte ; de là vient qu'Homes est tombé plusieurs fois dans une erreur : il a observé que le corps perdoit moins de son poids dans un tems humide, et il en a conclu que le corps transpiroit moins alors. L'humidité, et même un air frais, ne peuvent empêcher qu'une vapeur chaude, à 96 degrés, ne soit reçue avidement par l'atmosphère ; et quand il seroit vrai que la transpiration fût diminuée, cela ne pourroit être dû qu'à un effet particulier sur les organes destinés à cette fonction, dont il faudroit chercher la cause plus loin. Tout dérivera donc de ce que les vaisseaux absorbans attireront davantage d'une atmosphère humide que d'un air sec, et que dans ce cas, le corps perdra moins de son poids augmenté par la nourriture.

L'on dit que la transpiration n'est pas une chose importante, puisqu'on peut la supprimer sans qu'il en résulte aucun désordre. On peut la diminuer de beaucoup et sans inconvénient, pour un tems très-court, mais on ne parviendra jamais à la supprimer tout-à-fait, aussi long-tems que la circulation des humeurs sera régulière. Dans les plus grands froids on transpire un peu ; il est vrai qu'alors il passe, proportion gardée, une plus grande quantité de parties aqueuses par les voies urinaires, ce qui diminue d'autant la transpiration ; mais on n'est pas pour cela fondé à croire, qu'elles entraînent avec elles tout ce dont elles se fussent chargées en passant à travers la peau sous forme de vapeurs. Personne ne peut dire que la suppression possible de la transpiration, pendant un tems assez long, douze heures, par exemple, puisse avoir lieu sans aucun inconvénient, à moins qu'ensuite une transpiration plus forte, ou même une sueur, n'entraîne avec elle ce qui étoit resté en arrière, ou qu'une évacuation critique n'y supplée ; car quoiqu'une abondante quantité d'urine aqueuse soit suffisante pour remplacer les vapeurs humides supprimées, le bien-être n'est pas rétabli par cette évacuation. Des corps fortement constitués ne souffrent pas de ce qui altère, d'une manière remarquable,

beaucoup de corps très-délicats ; mais je compare ceux-ci à des balances très-fines , qui indiquent les plus petites nuances. Ceux qui sont
doués de constitutions semblables, et qui s'ob-
servent , en quelque sorte , ont la sensation de
cet état où l'on ne transpire pas bien. Si un
individu, qui n'est pas fortement constitué ,
passe un jour entier dans une atmosphère froide,
et que les pores ne s'ouvrent pas convenablement la nuit suivante , il y aura agitation , pesanteur, sécheresse de la peau ; le sommeil sera
interrompu , jusqu'à ce qu'une sueur bienfaisante se fasse jour, et rétablisse le bien-être.
J'ai différentes fois observé , sur des hypocondriaques, chez qui le froid ne cause pas d'enchiffrènement, mais toujours des accidens nerveux, que la transpiration étoit dérangée pour
plusieurs semaines, pendant lesquelles la peau
étoit constamment aride. Leur situation alors de-
venoit insupportable; ils se plaignoient d'un sensation infiniment désagréable sur toute la surface du corps, d'agitations et presque toujours
d'insomnie ; une douce sueur mettoit fin à tout
ce malaise (*); il n'est presque pas possible d'ima-

(*) On a, dans les derniers tems, attaché trop peu d'importance à la
suppression de la transpiration , comme cause de maladie. C'est une
autre question de savoir si l'enchiffrènement, les fluxions, la dyssenterie, les rhumatismes , et toutes les autres incommodités qui sont la
suite du refroidissement, doivent être attribuées à cette suppression.
Mais un fait positif, c'est que dans tous les refroidissemens , proprement dits , j'ai toujours observé que le travail de la transpiration étoit

giner qu'une matière destinée à être excrétée ;
et qui est plus qu'une simple vapeur humide,
puisse être retenue dans le corps sans inconvénient, lorsqu'on voit que son expulsion subsé-
quente est toujours le résultat d'un *travail particulier*, de la nature et d'un effort (*). J'ai
rapporté , il y a déjà long-tems , un cas de
phthisie remarquable, qui m'a été communiqué
verbalement par mon ancien ami et protecteur
Donald Monro , médecin de l'armée Angloise ,
et qui doit trouver place ici. Une jeune Dame
étoit dans un état de phthisie , avec toux et ex-
pectoration purulente. Monro découvrit, après
un certain tems , que la malade ne transpiroit
pas bien , et que sa peau étoit sèche comme du
parchemin. Cela le conduisit à penser que la
maladie pouvoit bien être la suite d'une transpiration supprimée , et il conseilla en conséquence un bain de vapeurs sur toute la surface
du corps. Ce remède rendit à la peau toute sa
souplesse , et la malade se rétablit entièrement.
Que le succès de la cure prouve la justesse de
la conclusion, c'est à quoi chacun répondra selon ses idées ; quant à moi, cela me paroît ainsi.
Je connois un Prince, d'une des plus grandes

---

trop en désordre, que le sang éprouvoit trop de changement, que les
évacuations, et principalement la sueur, y étoient d'une trop grande
utilité, pour qu'on ne dût pas croire à une maladie humorale, causée
au moins en partie par la matière de la transpiration.

(*) M. *Essais de Médecine*, deuxième partie.

Maisons

Maisons de l'Europe, qui, depuis bien des années,
est toujours dans un état d'indisposition, qui,
depuis autant de tems, ne transpire pas, et dont
la peau est toujours sèche, comme du parchemin. Que ce symptôme soit la cause ou la suite
de son état, c'est ce que je ne puis décider. Il
n'est pas vraisemblable que la transpiration n'entraîne hors du corps autre chose que de l'eau,
puisqu'une semblable sécrétion d'une humeur
aqueuse pure, sans aucun mélange de parties
animales, seroit un travail particulier, dont rien
dans le corps ne fait connoître l'existence, qui
n'auroit aucun but suffisant, et qu'on ne peut
conséquemment supposer. On a fait aussi toutes
sortes d'expériences pour reconnoître la qualité
de la matière de la transpiration, et on a découvert, entr'autres, des parties aqueuses, douées
d'élasticité; mais j'ai oublié d'en prendre des
notes et de les comprendre dans la quantité de
celles que j'ai faites. Cruikshank a trouvé que la
matière de la transpiration étoit non-seulement
plus pesante que l'eau pure, mais que son poids
excédoit même d'un quart celui de l'eau de
chaux; ce qui prouve que, malgré qu'elle soit
insipide, elle est pourtant autre chose que de
l'eau pure. L'odeur particulière à chaque individu, et à chaque animal, et qui doit être spécifique, puisque tous les chiens suivent les traces
de leur maître, et les chiens de chasse la piste
du gibier; cette odeur, dis-je, prouve que la
transpiration est plus que de l'eau; et comme la

M

sueur, qui n'est autre chose qu'une transpiration augmentée, entraîne avec elle tant de matières grossières, fort odorantes, colorantes et souvent tenaces, il est impossible de penser, que le plus petit degré de la sueur qui passe par les mêmes voies, ne soit formé que de vapeurs d'eau pure et sans mélange. La sueur est ordinairement jaunâtre ; mais je connois un homme dont les pieds transpirent, pendant un tems assez long, et quoiqu'il ne soit pas d'un tempérament bilieux, une matière vert-d'herbe qui colore ses bas. Dans un bain tiède où on ne sue pas, mais où on transpire abondamment, on peut se convaincre que ce qui sort par la transpiration est mêlé de parties animales. Lors même qu'on n'a pas uriné dans l'eau, ce qui est si contraire à la propreté et à la santé, elle contracte peu de tems après le bain une odeur animale, forte et désagréable, qui a quelque chose d'urineux, et elle se corrrompt dans beaucoup moins de tems qu'une autre eau chauffée de même (*) ; après un premier bain sur-tout, on pourroit attribuer cela à la crasse et à quelques parties de la peau, entraînées par l'eau. Mais dans la suite cet effet se rapporte en grande partie à la transpiration ; et comme un bain semblable contient au moins

---

(*) C'est un usage abominable de se baigner dans l'eau qui a déjà servi à une autre personne, comme cela se pratique dans quelques bains, et comme on l'exige, par avarice, de quelques pauvres domestiques.

depuis quatre jusque six cents livres, il faut que ce qui s'échappe du corps, dans l'espace d'une heure, ne soit pas peu de chose, puisqu'il en résulte un tel effet.

Le Monnier avoit peut-être l'intention de dé-terminer, par des expériences, combien on perd dans le bain par la transpiration ; mais celles qu'il a faites sont plus propres à nous apprendre à quel point l'on sue dans un bain très-chaud, ce qu'il est peu intéressant de savoir, car il est inutile de s'échauder dans de l'eau presque bouil-lante, pour nous prouver qu'on peut suer ex-traordinairement dans une atmosphère très-chaude, sur-tout lorsqu'elle est humide, puisque c'est un point reconnu. Dans un total de dix-neuf expériences, Le Monnier a sué quatorze onces, moins quelque chose, dans un bain à 100 degrés de Fahrenheit, et dans l'espace d'une demi-heure, parce qu'alors la transpiration na-turelle est de beaucoup moindre dans cette cir-constance : il l'évalue cependant trop peu d'une demi-once ; mais on voit aisément par-là qu'il étoit en sueur. Dans un bain à 40 degrés du ther-momètre de Réaumur, et 122 de Fahrenheit, après six minutes la sueur se fit jour par tous les pores du visage, et très-certainement elle étoit aussi abondante sur toutes les parties du corps plongées dans l'eau chaude ; il ne put y rester que huit minutes, parce qu'il eut des ver-tiges, et qu'il auroit fini par avoir une attaque

M 2

d'apoplexie : dans ces huit minutes, il a, dit-il, sué vingt onces.

Il est plus que vraisemblable que la transpiration est plus forte dans le bain qu'à l'air libre. Quoique la proportion de dix-neuf à un, donnée par Keil, me semble un peu exagérée. Waine Wright craint l'usage des bains chauds, à raison de la transpiration excessive. Une chaleur agréable dispose sans doute les orifices des vaisseaux à s'ouvrir, et facilite la sortie des vapeurs aqueuses ; et le bain, en entraînant les parties étrangères qui les obstruent, facilite et augmente sûrement aussi la transpiration. J'avoue cependant que je compte peu sur cet effet, qui doit sur-tout être produit par le premier bain. En général, les pores de la peau ne s'obstruent pas méchaniquement avec autant de facilité qu'on peut le croire. Je fais, depuis plusieurs années, appliquer très-souvent un emplâtre assez étendu de poix de Bourgogne sur le dos, à la manière des François ; cette matière est si tenace qu'on peut à peine la détacher des doigts, quand elle s'y est collée : il est assez naturel de penser qu'un emplâtre, comme celui-là, doit boucher les pores beaucoup mieux que la crasse de la peau. Aussi tient-il avec force pendant un certain tems ; mais les parties aqueuses, exhalées par les vaisseaux de la peau, s'amassent dessous, et l'emplâtre s'enlève avec beaucoup de facilité. Or, puisqu'une substance aussi tenace ne peut fermer les pores au point d'arrêter totalement la transpiration , comment la malpropreté pourra-t-elle l'arrêter à un certain point et d'une manière importante ?

Il est donc certain que la transpiration augmente dans le bain , et que les vaisseaux inhalans introduisent de l'eau dans la masse des humeurs en circulation. Il est également hors de doute que de là dérivent plusieurs des effets du bain , mais il est moins facile de dire quels sont proprement ces effets. Quelques-uns se font reconnoître assez clairement pour qu'on puisse les affirmer. Si les vaisseaux lymphatiques sont peu disposés à absorber, on facilitera cette fonction en les mettant en contact immédiat avec un fluide doux et chaud. Comme vaisseaux capillaires , ils commenceront déjà à attirer à eux , et peut-être recouvreront-ils par-là l'action qu'ils avoient perdue. La vieillesse consiste, en partie, dans l'oblitération d'une portion des vaisseaux les plus fins , devenus imperméables , le corps vieilli se déssèche et s'endurcit ; et l'on sait qu'une grande quantité des vaisseaux lympathiques , disparoissent progressivement dans la vieillesse : c'est peut-être par cette raison, que l'usage des bains est si utile aux personnes âgées , et que les anciens les regardoient comme si avantageux ; ils peuvent retarder pour un tems la vieillesse physique.

L'eau absorbée peut encore , par sa quantité , produire des effets utiles dans le chemin qu'elle a à faire depuis la peau jusqu'aux humeurs en

circulation ; non-seulement elle parcourt les vaisseaux absorbans dans toute leur longueur, elle
pénètre encore les passages tortueux et peloton-
neux des glandes lymphatiques ; si quelque
chose s'étoit fixé dans ces dernières, si des humeurs s'y étoient épaissies, il est évident que
l'eau qui les pénètre, dans une telle quantité,
doit entraîner quelque chose avec elle, et re-
médier peu-à-peu à la maladie locale. J'ai eu
l'occasion d'observer, sur trois enfans en bas
âge, que les glandes du col se gonfloient beaucoup après le bain ; chez tous il y avoit une
éruption au visage, et cet accident se termina
sans aucunes suites.

Mais le bain agit-il généralement sur les humeurs ? et peut-on attendre des effets utiles des
parties aqueuses pures ou mêlées qu'il introduit
dans la masse de la circulation ? Telles sont les
questions qui se présentent ici : il seroit au-
dessus de mes forces d'y répondre, et je ne
l'entreprendrai pas. Il est aussi difficile de le
faire, qu'il l'étoit plus haut de prononcer sur
la question : *Si la Pathologie humorale est
fondée sur quelque chose de réel, ou si elle
est purement idéale ?* Il y auroit témérité de
ma part de vouloir prononcer, tandis que toutes
les objections faites contre cette doctrine, ne
sont pas seulement encore réunies en corps
d'ouvrage, et ce ne seroit pas ici le lieu où je
devrois en parler ; mais comme je me suis en-
gagé à faire connoître dans cet écrit mon opi-

nion (*), je veux tenir ma parole, en présentant au moins quelques réflexions là-dessus ; et il seroit bien impossible d'en faire davantage. La chose n'est pas assez mûrie pour qu'on doive fixer ses idées. On sait déjà que je puis, à un certain point, défendre la *Pathologie humorale*.

Il est réellement assez singulier, et cela prouve la succession rapide des opinions en médecine, que je me trouve dans le cas de prononcer entre deux extrêmes, au milieu desquels je désirerois rester. Dans le tems où je travaillois à la seconde partie de cet ouvrage, j'ai lu une grande quantité de plaisanteries sur les médecins qui ont parlé des nerfs et de leurs maladies ; on a dit que cet état d'agitation, que nous désignons sous le nom de *maux de nerfs*, étoit dû à une matière cachée, comme, par exemple, une acrimonie scorbutique, une matière goutteuse, ou à d'autres vices des humeurs, et on a donné à entendre que l'on ne parloit autant des nerfs, que pour faire sa cour au beau-sexe: c'est pour cela que je demandai (**) alors, par quelle raison, au moins admissible, on pourroit prouver qu'une portion aussi importante du corps, que le sytème des nerfs, ne pût jamais éprouver aucun dérangement; ....

____

(*) S. *Kurse anleitung zum gebrauche des Pyrmonter brunnen*, Hannover 1791, S. 24.

(**) *Beschreibung von Pyrmont.* 2. Theil. S. 143.

et plus loin (*), je disois que l'on pouvoit rai-
sonner là-dessus à tort et à travers, sans qu'il en
pût résulter rien d'utile.

Je me suis déclaré alors contre l'unique application de la *Pathologie humorale*, pour expliquer les causes des maladies, et je demandois
que l'on comptât aussi pour quelque chose les
parties solides : je refusai d'accorder qu'on pût
deduire d'une seule source toutes les maladies;
et j'écrivis en conséquence qu'on ne parvien-
droit jamais à fonder la *Pathologie* sur un principe unique. Je crois devoir rappeler aujour-
d'hui ce que j'ai dit dans ce tems à ceux qui
attribuent tout aux solides, et fixer leur attention sur la grande quantité des humeurs contenues dans le corps, sur le peu de connoissance
que nous avons de leur constitution, dans l'état
de santé et dans l'état de maladie, le grand rôle
qu'elles jouent là-dedans : qu'on réfléchisse
aussi au cercle perpétuel qu'elles font avec les
solides, dont l'état dépend entièrement de celui
des humeurs.

La plus ancienne *Pathologie humorale* enseignoit que les parties solides, de même que les
fluides, pouvoient dévier de l'état naturel; que
les fluides étoient susceptibles de changer, tant
par rapport à leur quantité, qu'à leur constitution; qu'il existoit des forces capables d'agir

----

(*) *Eben Daselbst.* S. 173.

sur elles, médiatement et immédiatement, et qu'on pouvoit y introduire des changemens utiles ou nuisibles. Je ne suis pas éloigné, dans ce moment encore, d'admettre cette explication. Mais on a poussé les choses au point de vouloir déterminer, par des principes chimiques, si le sel ou l'acide, l'alcali ou la putréfaction, corrompoient les humeurs, et l'on est tombé dans des absurdités, ainsi qu'il arrive d'ordinaire, lorsqu'on veut aller au-delà de ce que nous montrent les sens. Long-tems avant qu'on attaquât la *Pathologie humorale*, je me suis élévé contre cette doctrine, dans un écrit sur la jaunisse, auquel je travaillois avant l'année 1773. J'ai rejeté celle de Silvius Deleboë, et de ses partisans encore existans ; j'ai dit d'eux, qu'ils prétendoient toujours soumettre les opérations du corps vivant (et notamment quand il s'agissoit des humeurs) aux lois de la chimie ordinaire. Ce que j'ai écrit plus tard, sur l'acrimonie des humeurs, dans le second volume de la *Description de Pyrmont*, suffit pour faire connoître ce que je pensois alors, et mon opinion est en grande partie la même aujourd'hui.

La doctrine nouvelle, absolument opposée à la *Pathologie humorale*, admet, si je la connois bien, ce qui suit : Peu importe l'état des humeurs, tout ce qui arrive dans le corps est une suite de celui des solides ; le travail de la sécrétion, celui de l'excrétion, la maladie, la santé, et la constitution des humeurs, en dé-

pendent absolument. En agissant sur les solides,
en les rétablissant dans l'état de santé, et de
force convenable, les humeurs redeviendront
ce qu'elles doivent être. Tous les médicamens
agissent immédiatement sur les parties solides ;
ceux qu'on prend à l'intérieur, à l'aide de l'estomac seulement, et comme les solides n'ont
d'action que par l'irritabilité, il s'ensuit que
toute la science du médecin, consiste à se rendre
maître de cette force, à la diminuer, à l'augmenter, ou à déterminer une activité spécifique
par des stimulans indiqués. Dans l'hiver de
1787 et 1788, quelques jeunes médecins de
Londres, me firent connoître, pour la première
fois, cette doctrine venue du nord de l'Angleterre.

A cela près, que tout se rapporte à l'irritabilité, il n'y a dans tout cela rien de nouveau ;
depuis longtems, de semblables opinions sont
connues en Allemagne, et des médecins y ont
enseigné, que tout dans la machine humaine
étoit subordonné à la force vitale, qu'il falloit
chercher à agir sur elle, si l'on vouloit obtenir
quelque résultat. Je me suis rappelé, qu'environ dix ans auparavant, je m'étois prononcé
contre un médecin, d'ailleurs très-éclairé et
philosophe, qui regardoit toutes les maladies
comme des suites du trop peu d'énergie des
forces vitales, et qui en étoit venu au point
de donner le quinquina, comme le remède le
mieux indiqué dans les maladies les plus graves,

et les plus disparates ; ce qui m'a d'autant plus
frappé , que j'habitois alors un endroit où l'on
avoit dû enfin fixer des bornes à l'usage outré
du quinquina, et où j'avois tous les jours occasion de voir les suites fâcheuses d'une semblable méthode. La doctrine d'Édimbourg m'a
paru tendre au même but, et je répondois à
mes amis par une comparaison, qui, à la vérité, n'est pas complète, mais qui nous montre
la chose dans son vrai jour. Le médecin , di-
sois-je, qui ne porte d'attention que sur le principe vital, ou sur l'irritabilité, ressemble à un
horloger qui ne s'occupe que du ressort ; et
quoique celui-ci soit le principe de tout le mouvement de la montre, s'il ne pense qu'au ressort, sans s'inquiéter des autres obstacles, qui
s'opposent à la marche régulière de son ouvrage , jamais il ne parviendra à le mettre en
ordre. La manière de pocéder de celui qui ne
s'occupe que des solides , devra , sans doute,
être très-simple ; mais il est de toute impossi-
bilité qu'il reste toujours conséquent à sa doctrine , en faisant d'ailleurs tout ce dont l'expérience lui démontre la nécessité.

Mais celui même qui, dans l'application des
remèdes, s'occupe absolument et sans restriction des solides, ne devroit pas, ce me semble,
rapporter tout à l'action de stimuler. Il est à-
peu-près hors de doute, que dans bien des cas,
les remèdes ne doivent apporter aucun changement dans la composition de la fibre , ni dans

celle des parties solides. Ce que la garence produit d'une manière visible, peut être produit invisiblement par d'autres médicamens. Voilà donc un effet sur les solides, qu'on ne pourroit mettre sur le compte des stimulans, et qui auroit bien plus d'analogie avec la nutrition, c'est-à-dire, le remplacement des parties, et leur accroissement à l'aide du sang. Car les effets du changement de nourriture, prouvent évidemment, que les particules introduites dans les solides, ne sont pas toujours de la même nature ; mais il n'est pas démontré que les remèdes ne soient pas portés dans la masse des humeurs en circulation. Cela n'est pas même vraisemblable, et dans bien des cas, le contraire est évident.

Si l'on m'objecte en général, que, sans la force vitale, ou si on l'aime mieux, sans l'irritabilité, il est impossible d'exercer aucune action sur les humeurs, puisque sans elle, le corps est privé de la vie, j'en conviendrai ; dans un cadavre, il ne peut plus être question d'absorption, d'excrétion, ni d'aucune amélioration des humeurs, etc. Mais je puis, au moyen de la proposition contraire, prouver que l'irritabilité est dépendante des fluides ; puisqu'il n'en existera plus, si l'on prive le corps de tout son sang. En général, des objections et des réflexions de cette nature, n'ont pas beaucoup plus d'utilité que le principe qu'on a voulu établir, il y a long-tems, que toutes les actions morales des hommes, même les plus désintéressés, prenoient leur source dans l'intérêt.

Sous le nom de *Pathologie humorale*, je comprends tout ce qu'on peut, avec raison, dire de l'état contre nature, des fluides du corps, par rapport aux maladies et à leur guérison, qu'ils pèchent dans la quantité ou dans la qualité. Tout ce que le médecin fait dans l'intention directe de produire des changemens dans les fluides, est fondé sur la *Pathologie humorale*: ainsi, tous les genres d'évacuations s'y rapportent, dès l'instant qu'elles ont pour but de causer un changement déterminé dans les humeurs.

Doit-on admettre ou rejeter la *Pathologie humorale?* cela dépend absolument de la solution des deux questions suivantes:

1ᵗ. Peut-il, en général, exister des vices dans les humeurs ?

2ᵗ. Peut-on, avec résultat, faire quelque chose dans la vue directe de corriger ce vice, et les remèdes qu'on emploie, agissent-ils sur les humeurs ?

Quoi! il n'y auroit pas de vices des humeurs! Dans la cachexie, le sang n'est-il pas trop aqueux? et dans la pleurésie trop épais? Ne peut-il pas y en avoir trop ou trop peu? Ne peut-il s'y mêler rien d'étranger, qui ne puisse en être séparé que par un effort général de tout le système? N'est-ce pas là ce qui arrive dans la petite-vérole, dans le plica, dans la peste, peut-être même dans le cas de refroidissement ? Les humeurs ne sont-elles pas visiblement confondues avec la bile dans la jaunisse ? Il se peut aussi que, par des préparations vicieuses, les humeurs soient altérées : nous voyons des causes semblables exister dès l'enfance, et se développer plus tard. Ce que nous ne parvenons quelquefois à évacuer qu'avec beaucoup de peine, et avec un avantage visible dans les fièvres d'un mauvais caractère, n'appartient-il pas aux humeurs ? Il n'est donc pas aussi certain, qu'on semble disposé à le croire, que toutes les causes soient dans la cavité de l'estomac, et dans les intestins.

Comment expliquer ce que je vais dire, et qui n'est sûrement pas une fiction ? Un homme a mal aux yeux ; il est guéri par une dérivation, ou si l'on veut, par une contre-irritation ; mais à peine le mal a-t-il disparu, qu'il survient une douleur à la nuque et aux bras. Celle-ci passe, et il survient (avec un sentiment interne de bien-être) éruption d'une matière âcre sur tout le corps, qui, tantôt cause des picotemens, tantôt des démangeaisons, et qui disparoît subitement, parce que le malade s'est refroidi pendant qu'il étoit en sueur ; depuis ce tems, il y a des douleurs dans les membres, qui passent d'une partie à l'autre, durent pendant des mois entiers, et causent des gonflemens auxquels succède un grand abattement, jusqu'à ce qu'enfin la goutte, dont les accès, avant tout cela, étoient réguliers, vienne enfin terminer la scène par une sueur critique, abondante, accompagnée de dépôt dans les urines. Toutes les théories du monde ne parviendront pas à m'empêcher de voir ici une matière artritique qui parcourt le corps, et dont la force de la nature ne peut se délivrer que par un travail particulier. Il me semble qu'il n'y a rien de plus arbitraire, que d'admettre, dans tous les cas, un excitant local agissant sur les solides, sans aucune influence des fluides; outre que par-là on n'explique, d'une manière satisfaisante, ni le transport du mal d'un lieu à un autre, ni sa terminaison. Lorsqu'à la suite d'un mauvais traitement, ou de refroidissement des pieds, après une saignée non indiquée, ou des évacuations violentes, la goutte abandonne les pieds et se porte à la tête, ou sur quelques parties internes, il me semble qu'il existe dans les humeurs quelque chose contre nature, qui, dans le bon état des forces, se jette sur les extrémités et sur des parties plus nobles dans le cas contraire.

Dans une quantité d'exemples semblables, je pourrai peut-être en citer un plus concluant; je pourrois parler ici des éruptions cutanées, dont on nie la correspondance avec les humeurs, parce qu'on ne connoît aucun organe propre à faire une semblable sécrétion ; mais je ne traite cette question qu'en passant, et je ne puis le faire d'une manière aussi satisfaisante, qu'on auroit droit de l'attendre d'un ouvrage *ad hoc.*

Je viens à la seconde question.

Peut-on faire quelque chose dans la vue directe de corriger certains vices des humeurs, et les remèdes qu'on emploie agissent-ils sur elles ?

Si je cite quelques exemples, et que je dise : j'ai donné tels remèdes, dans la vue d'agir sur les humeurs, j'en ai obtenu les effets desirés, et mon malade en a été guéri ; je sais qu'en convenant du fait, on refusera d'admettre l'explication ; on me répondra que le siége de la maladie n'étant pas dans les humeurs, mais dans les parties solides, sur lesquelles ont agi les remèdes ; ainsi la réponse à cette question offre de grandes difficultés, et il est presqu'impossible ici de rien prouver, puisqu'on ne peut, au moyen des sens, voir quelle est, proprement, la manière dont les remèdes produisent leurs effets.

Il est quelques maladies où, en général, l'effet des remèdes est si frappant et si impossible à révoquer en doute, que je les cite ordinairement à ceux qui doutent de la réalité de la médecine, pour les réduire, sur-le-champ, au silence. La fièvre intermittente apoplectique est du nombre ; et c'est dans ce cas qu'on peut, avec raison, dire que celui qui ne prendra pas tout de suite le quinquina à grandes doses, n'existera plus le lendemain. Il y a quelque chose d'analogue dans le cas d'une pleurésie vraiment

inflammatoire,

inflammatoire, quoiqu'elle ne soit pas en tout
aussi meurtrière; si l'on néglige de saigner,
lorsque la maladie est violente, il est rare que le
malade n'en meure point. La constitution du
sang qui s'écarte de l'état naturel, s'en rapproche
après la saignée, et la maladie perd de sa force.
On dira que dans la pleurésie, il y a surabondance
de sang, et que par sa masse il agit en stimulant,
ou que la saignée diminue l'irritabilité. La composition du sang, qui s'éloigne visiblement de
l'état naturel, nous donne bien quelque raison
de croire à un mélange inégal de ses principes ;
il est vraisemblable qu'il y a excès dans la quantité des parties rouges, et des autres parties solides
qui concourent à sa formation, et que ce qui a
été évacué par la saignée, est remplacé par la
boisson, prise presqu'immédiatement après. J'ai
observé qu'alors le malade éprouvoit de la soif.
D'après mes idées, j'aimerois mieux reconnoître
pour cause de la maladie un mélange inégal des
parties du sang, qu'une augmentation d'irritabilité des solides ; puisqu'aucun remède calmant
connu, n'apporte de soulagement, et que la saignée seule est utile. Si l'opinion de Girtarner est
fondée, si le sang est doué d'une grande irritabilité, ce seroit le cas dans la pleurésie, et la pathologie humorale seroit sauvée. Mais que la
cause en soit dans un mélange irrégulier des parties du sang, ou dans sa quantité surabondante,
je la placerai toujours dans la dépendance de la
pathologie humorale.

N

Je vois une femme, avancée dans sa grossesse,
à travers bien des accidens, des vertiges, des
maux de tête, malaise, anxiété, douleurs de
reins, maux de dents, etc. Tout médecin expérimenté sait ce qu'il convient de faire. Dira-t-on
qu'il faut diminuer l'irritabilité ? Qu'on essaie
l'opium, il n'en résultera que de mauvais effets;
que l'on donne des bains, si on l'ose, ou des
remèdes rafraîchissans, ou relâchans, tout sera
inutile. Lorque tous ces symptômes ne sont pas
causés par des impuretés dans les premières voies,
ou quand ils ne sont qu'une suite d'irritation, ce
qu'on voit bientôt, il ne reste plus qu'un moyen
d'y porter remède; c'est de diminuer la quantité
du sang, et la malade sera soulagée : il y avoit
pléthore, et la pathologie humorale la plus
simple nous a indiqué ce qu'il y avoit à faire.

Les preuves que je pourrois tirer des effets
des médicamens pris à l'intérieur, sont moins
évidentes. Si je cite le gaïac, la jacée, la
douce-amère, l'écorce d'orme, et d'autres remèdes qui paroissent agir sur les humeurs, on
pourra toujours objecter qu'ils n'ont d'action
que sur les solides, et qu'ils causent les changemens que nous voyons, sans rien faire sur les
fluides. Il y a donc ici théorie contre théorie :
laquelle est la meilleure ?

Le médecin qui penche pour un empirisme
raisonnable, pense quelquefois que toute théorie est inutile dans la pratique. Mon opinion est
que nous ne pouvons nous en passer tout-à-fait.

Chaque praticien agit, sans même y penser, d'après un système qui n'est bâti que sur la théorie : c'est un besoin pour nous de généraliser ; et l'intelligence humaine est trop bornée pour qu'il soit possible de conclure de quelques cas particuliers à tous les cas particuliers. Des idées uniques se fixent bien moins facilement dans la mémoire, que lorsqu'elles sont en connexion avec beaucoup d'autres. On a besoin d'un point élevé d'où l'on examine tout. Aussi une bonne théorie n'est-elle pas de peu de valeur à mes yeux ; mais une bonne théorie ne doit pas se perdre en subtilités, ni être en contradiction avec l'expérience, et surtout elle ne doit jamais nous conduire à des erreurs grossières et nuisibles.

Mais il n'est pas pour cela nécessaire qu'elle soit la vérité elle-même, il suffit qu'elle puisse tellement s'accommoder aux faits connus d'après l'expérience, qu'elle ne puisse jamais contrarier celle-ci.

On ne s'attend pas sûrement à un examen physiologique approfondi du système de l'irritabilité ; je ne considère ici la question que comme théorie pathologique ; je la compare avec l'humorale, et je demande : théorie pour théorie, qu'a produit l'une ? et que peut-on attendre de l'autre ? quelle est celle qui conduit le plus à l'erreur ? qui nous laisse le plus dans l'embarras ? laquelle des deux est la plus intelligible et explique le mieux les phénomènes que nous observons ?

N 2

En supposant même que la pathologie humorale soit entièrement erronée, il est impossible de nier qu'elle n'ait conduit à beaucoup de choses utiles, auxquelles on seroit difficilement parvenu au moyen de la théorie qui n'admet d'action que sur les solides.

Dans la pensée que les humeurs du corps pouvoient contenir une grande quantité de parties nuisibles, soit fixées, soit en circulation avec elles, parties âcres et irritantes qui causent des éruptions à la peau, des abcès sur les parties internes, et toute sorte de sensations et de mouvemens contre nature, selon les parties où elles se portent, on a cherché des remèdes propres à les corriger et les dépurer. Il étoit très-simple de s'arrêter à l'idée d'introduire journellement, et pendant un tems assez long, des fluides doux et purs dans les humeurs du corps. Depuis long-tems, j'ai désigné cette manière de procéder sous le nom de cure en lavage, d'après une expression Suédoise. En se faisant jour à travers les humeurs, les boissons entraînent avec elles beaucoup de particules délétères, et peut-être corrigent-elles nos fluides en se mêlant avec eux. On sait avec quel succès on a donné, et on donne encore tous les jours le petit-lait, les eaux minérales, les sucs d'herbe, et toutes les décoctions dont on fait usage en pareil cas. On sera sans doute bien libre de dire que le vice que nous cherchons dans les humeurs existe dans les solides, et que si les remèdes sont utiles, c'est

toujours par leur action sur eux. Mais cette nouvelle explication ne rend pas la chose plus intelligible, et n'a sous ce rapport aucun avantage sur l'autre ; elle obscurcit au contraire la
question. Je demanderai si par la nouvelle théorie, l'on auroit jamais découvert cette bonne
méthode ? Il s'agissoit de produire un effet inconnu sur les parties solides : peut-être de donner à l'irritabilité une certaine modification. Tel
étoit le problême qu'il eût fallu résoudre d'a-
près la nouvelle théorie. Combien tout cela étoit
loin de la découverte de la cure en lavage, etc.

On ne peut douter que l'usage continué du
fer ne rende le sang plus rouge ; les remèdes toniques ne peuvent-ils pas, en pénétrant les humeurs qui servent à la nutrition et à l'entretien
des parties, produire sur les fibres, les effets
que nous observons, en améliorant de cette manière leur composition ? Je ne puis croire que
cet effet n'ait lieu qu'au moyen du consensus
de l'estomac et des intestins, ne fût-ce que
parce qu'il est aussi durable.

C'est à la pathologie humorale que nous devons la connoissance des évacuans, dont on explique sans doute aujourd'hui les effets, par la
contre-irritation ; mais si nous avions dû être
privés de ces remèdes jusqu'à la découverte de
la contre-irritation, nombre de malades auxquels ils ont été d'une si grande utilité, seroient
restés long-tems sans secours. Il étoit reconnu
depuis très-long-tems, que les purgatifs agis-

soient en stimulant : (*Ubi dolor, sive irritatio ibi afflatus.*) Mais on pensoit en même tems qu'ils attiroient des matières des autres parties ; et il paroît très-difficile de prouver que cela n'arrive pas, les métastases ; et les phénomènes que nous observons, sont tout en faveur de cette doctrine. Si une éruption quitte une partie, et se porte sur une autre, on dit que le même stimulus qui l'avoit produit sur le bras, la détermine sur la jambe, et que ce second effet anéantit le premier ; mais si du lait ou du pus se jettent d'une partie sur une autre, comment prouver que cet effet soit dû à une seule et même cause d'irritation, puisque ces matières sont transportées d'une partie où elles ont été préparées, sur une autre où il n'y a ni glandes laiteuses ni abcès. Lorsqu'à la suite d'un refroidissement, il survient douleur à l'oreille, et surdité absolue, qui résiste à tous les remèdes, il arrive souvent que l'application prompte de huit ou dix sangsues rétablit l'ouïe en moins de douze heures, (ainsi que je l'ai vu plusieurs fois) ; tandis que si on tarde un peu à mettre ce moyen en usage, le malade reste sourd. Personne ne parviendra à me persuader qu'il n'y ait pas ici une matière, d'abord fixée, puis mise en mouvement par dérivation. L'irritation causée par les sangsues ne peut rien décider, elle est trop légère, et ne peut se comparer à celle produite auparavant, et sans aucun avantage, par les mouches cantharides.

Deux sortes de remèdes très-importans dans la pratique de la médecine, sont évidemment dûs à la pathologie humorale ; *le lavage , et les éva-cuans*. Nous sommes encore à attendre ce que la théorie opposée pourra produire d'aussi important pour le praticien.

Comment une nourrice communique-t-elle à son nourrisson une éruption cutanée, dont elle n'a que le germe à l'intérieur ? C'est ce que j'expliquerai d'une manière plus intelligible et moins forcée avec la théorie des humeurs, qu'avec toute autre. Je conçois bien mieux aussi les suites fâcheuses d'une excrétion supprimée avec violence : peut-on nier celles qui résultent de la suppression momentanée, de la sueur fétide des pieds chez quelques individus. Je serois curieux de voir une explication satisfaisante de ces phénomènes, d'après le systême de l'irritabilité seulement, et sans parler des humeurs.

Le secours que la nature et l'art portent en déterminant beaucoup d'excrétion , prouvent pour l'existence de vices dans les humeurs. On dit à cela que bon ou mauvais tout sort ensemble ; mais qui ignore que les organes de la sécrétion séparent chacun une matière particulière destinée à être évacuée , et qu'ils n'en séparent pas d'autres lors même que l'art a augmenté leur activité ?

On croit, par le nouveau systême, simplifier la théorie ; mais elle ne sera ni plus simple , ni plus claire, ni plus intelligible, du moment qu'il

faudra recourir à un stimulant modifié en cent
façons ; et si , d'un côté , on ne peut expliquer
comment les remèdes agissent sur nos humeurs,
la chose ne sera pas plus claire ; si nous suppo-
sons que tout médicament produit une irritation
spécifique , dont résultent les effets que nous
observons.

Il y a quelquefois excès de matières muqueuses ; il seroit possible sans doute que dans
ce cas les glandes seules fussent viciées ; mais
communément la source du mal est dans les humeurs qui sont surchargées de mucus. On sait
que certaines personnes peuvent se délivrer de
cette incommodité désagréable , en se mettant,
pendant un certain tems, à l'usage du lait, des
farineux, de certaines espèces de bières, du
poisson, et d'autres choses de cette nature. Je
veux accorder que la cause de cet état soit dans
la digestion et l'absorption ; sous ce rapport sans
doute, il dépendra originairement de la force
vitale, puisque jamais rien de pareil n'arrivera
dans la parfaite santé ; mais, dans ce cas, la conduite du médecin n'est pas seulement fondée sur
la pathologie de l'irritabilité, ou sur la pathologie des nerfs, elle l'est encore sur celle des
humeurs. Il prescrit un purgatif, qui entraîne
une partie de la matière surabondante, il donne
des sels qui stimulent les glandes et augmentent
la sécrétion du mucus, en même tems qu'ils
l'atténuent ; enfin il fait prendre beaucoup de
boissons aqueuses , évidemment d'après la pa-

thologie humorale. Il me semble que quoique le travail des sécrétions dépende de la disposition des forces nerveuses, on peut cependant agir immédiatement sur les humeurs, et par celles-ci influer sur les nerfs : c'est l'effet qui résulte quelquefois d'une saignée bien indiquée.

Je pourrois pousser ces réflexions beaucoup plus loin ; mais c'en est assez pour me justifier, si je maintiens l'ancien système dans tout ce qu'il peut avoir de bon. Je laisse volontiers à chacun son opinion ; je ne veux pas entrer en discussion avec celui qui pourra croire qu'une partie du corps aussi considérable que la masse des humeurs, puisse dégénérer sans qu'il en résulte aucune conséquence, que jamais elles ne puissent dévier de leur état naturel, ou enfin, qu'aucune cause extérieure ne puisse influer directement sur elles ; je désire seulement que ces opinions ne conduisent jamais à un traitement vicieux.

De quelque manière qu'on explique la chose, il est certain que les bains chauds, en général, et certains bains sur-tout, produisent de grands effets dans cet état de maladie, qu'on a jusqu'à présent attribué à l'acrimonie des humeurs, lorsque, à en juger sur l'apparence, elles perdent de leur bénignité naturelle, et qu'elles pèchent dans leur mélange, quand des parties irritantes les pénètrent et s'y amassent, et que les forces de la nature sont insuffisantes pour s'en délivrer ; elles manifestent leur pré-

sence par toutes sortes de mouvemens, tantôt
sous forme d'éruptions de maladies des glandes,
de gale, etc. ; et lorsque celles-ci disparoissent,
d'autres symptômes les remplacent. On dit alors
qu'il y a acrimonie des humeurs. Dans ces circonstances, j'ai vu bien souvent le bain agir
très-utilement, non-seulement lorsqu'il y avoit
éruption à la peau soumise à son action, (ce
qu'on pourroit expliquer sans le concours des
fluides, sur-tout lorsqu'on regarde ces maladies
comme purement locales), mais encore dans
les maladies des yeux, ou du visage, qui ne
sont pas en contact avec l'eau, et aussi dans
les affections internes, suite d'éruptions extérieures répercutées.

Mes observations ont été, pour la plupart,
faites à Pyrmont, et elles se rapportent proprement aux eaux minérales sous forme de bains.
Mais j'ai aussi éprouvé de très-bons effets des
bains domestiques. Je me rappelle encore d'un
enfant que j'ai traité à Hanovre, il y a bien des
années, et qui aujourd'hui est un jeune homme
bien constitué et vigoureux ; il étoit dans un
état à faire pitié, par suite d'une éruption qui
s'étoit, pour la plus grande partie, portée à la
tête ; pendant plusieurs années, les yeux, le
nez, les lèvres en étoient couverts, et elle se
propageoit jusque sur le dos. Les croûtes qui
se détachoient, étoient tellement contagieuses,
qu'une éruption semblable, quoique de peu de
durée, paroissoit sur les parties qu'elles tou-

choient. Plusieurs fois même , j'ai observé la
même chose sur les frères et les sœurs de cet
enfant , sans qu'il en résultât cependant autre
chose qu'une affection locale. Après avoir inu-
tilement tenté différens remèdes , je lui fis
prendre les bains pendant tout un été, et de
tems en tems , je prescrivis les douches d'eau
de Limmer , découverte à Hanovre par le bo-
taniste Ehrhart, et que j'employai alors le premier. Les effets surpassèrent mon attente , l'é-
ruption diminua sensiblement pendant l'usage
des bains, et environ un an après, le malade
étoit entièrement rétabli. On ne peut dire ici
que l'eau ait eu aucune action locale , puisque
jamais elle n'a touché les parties malades , si
on en excepte la nuque. Les bons effets du bain
sont-ils dûs à l'absorption , ou à leur action
bienfaisante sur les nerfs et sur les parties solides , ont-ils agi par consensus ? C'est ce que
je ne puis décider ; il me suffit qu'on ne puisse
révoquer en doute leur utilité , dans cet état
qu'on attribue à l'acrimonie des humeurs.

Quelques bains ont la propriété de causer une
éruption salutaire : cet effet très-remarquable ,
et qu'il convient de rapporter ici , est tout en
faveur de l'ancienne doctrine, de la dérivation
et de la dépuration, et il seroit bien difficile de
l'expliquer dans un autre système.

Si un malade éprouve quelques symptômes ,
qui puissent faire croire que la cause en soit
dans les humeurs , ou s'il existe d'autres acci-

dens , dont le siége soit dans certaines parties ,
comme le bas-ventre , la poitrine , ou la tête ,
et qu'on pense que la cause en soit mobile , et
non-incurable, comme le seroit un squirre , un
abcès , etc. , on l'envoie aux eaux de Pfefers
ou de Landecke, où il se baigne jusqu'à ce qu'il
survienne une éruption. On prescrit de préférence cette cure, à ceux qui souffrent des nerfs ,
lorsqu'on soupçonne qu'une humeur âcre et irritante est la cause du mal , et quand d'ailleurs
on est convaincu que le malade a des forces suffisantes pour la soutenir. On commence par des
bains de quelques heures tous les jours. A Pfefers, on est assis dans le bain jusqu'à moitié du
corps , le reste , couvert légèrement , est environné d'une vapeur très - dense , et pendant
toute la durée du bain , on est extrêmement
sensible à l'impression de l'air : après un certain
tems, chez quelques-uns plutôt, chez d'autres
plus tard , l'éruption paroît. On continue de
rester une grande partie du jour dans le bain ,
tant parce que l'expérience a appris que cela
devoit être ainsi , que parce que la peau , devenue très-douloureuse , l'est beaucoup moins
dans l'eau : cette raison décide beaucoup de
malades à y rester presque tout le jour. L'éruption paroît le plus souvent, après trois, et quelquefois quatre semaines , et va en augmentant
jusqu'à un certain point ; en continuant les
bains , elle diminue et disparoît entièrement
après six , sept, ou huit semaines. La cure alors

est terminée , et elle est dans beaucoup de maladies importantes aussi utile qu'elle a été pénible. Tous ceux qui pratiquent ces bains , disent unanimement , d'après l'expérience , qu'il
seroit très - dangereux d'interrompre la cure
avant l'éruption terminée.

Si ce traitement ne délivre pas les humeurs
de ce qu'elles contiennent de nuisible , si la
grande irritation , causée sur toute la surface ,
ne détermine pas à la peau les matières âcres
irritantes , agissant à l'intérieur, ou fixées sur
quelques parties, pour les expulser ensuite , je
ne sais plus comment expliquer ce phénomène ,
car la théorie du contre-stimulus me semble
bien insuffisante.

Ce n'est pas de cette manière que les bains
ordinaires agissent sur les humeurs ; mais, ou
leurs effets ont lieu par le moyen des solides ,
ou ils sont dûs à l'absorption de l'eau et des
parties qu'elle contient , ou à ce qu'ils favori-
sent la transpiration. Quant à la manière dont
s'opèrent leurs effets les plus subtils , sur les
parties internes , c'est ce que nous ignorons ,
et ce que probablement nous ne saurons jamais. Qu'il nous suffise de pouvoir tirer parti
de ceux qui nous sont connus.

Je terminerai ce chapitre par une histoire
de maladie assez remarquable ; il paroîtra peut-
être , à d'aures, qu'elle prouve l'action des bains
sur les solides : mais je la rapporte ici, parce que,
dans le tems que j'entrepris cette cure , je croyois

fermement que les bains agissoient au moyen des humeurs, qu'ils adoucissoient les matières âcres et irritantes, les expulsoient, ou les changeoient en mieux. Je désirois, en outre, diminuer chaque jour, et pour quelque tems, les souffrances de ce pauvre enfant.

Je ne me rappelle pas d'avoir jamais vu un cas semblable. Un enfant nouveau-né, de parens pauvres, jouit pendant trois semaines d'une bonne santé : après ce tems, il parut une éruption de nature érésipélateuse sur toutes les parties inférieures du dos et sur les reins. Ces parties se gonflèrent, devinrent rouges, dures au toucher, douloureuses à un tel point que l'enfant ne jetoit qu'un cri, et n'avoit de repos ni le jour ni la nuit. Après avoir fait des progrès pendant quelques jours, l'éruption sembla diminuer; mais à peine l'enfant jouissoit-il d'un peu de calme, qu'elle se jeta sur les pieds et les jambes ; vingt-quatre heures après, elle quitta encore ces parties pour se jeter sur la partie antérieure des épaules, sur les parties génitales, qui se gonflèrent au point d'en être déformées, et sur toute la partie inférieure du bas-ventre. Elle ne se porta jamais plus haut, mais elle varia tour-à-tour d'une des trois places à l'autre. On avoit prescrit toutes sortes de remèdes à l'intérieur, purgatifs, vomitifs, rafraîchissans, dépuratifs. Dans les grandes douleurs, on avoit essayé l'application de compresse d'extrait de Saturne, tout sans le moindre avantage, pendant quatorze jours.

Après ce terme, l'enfant étant âgé de cinq semaines, je fus appelé pour le voir ; je trouvai
tout dans l'état décrit ci-dessus, et l'on m'assura
que rien n'avoit changé depuis le commencement : c'étoit une pitié d'entendre les cris de ce
pauvre enfant, qui ne pouvoit avoir un instant
de sommeil. Ils redoubloient dès qu'on touchoit
les parties malades. Je pensai qu'un bain pourroit convenir, et qu'il produiroit au moins un
soulagement momentané ; mais l'analogie de
cette éruption avec l'érésipèle, oùl'on craint tant
l'humidité, me retint une couple de jours. Cependant, comme les autres remèdes ne faisoient
aucun effet, et que je m'attendois à tout moment à des convulsions, je résolus d'essayer le
bain chaud : le soulagement subit qui en résulta,
fut tel que la mère n'hésita pas à tenir, tous
les jours, l'enfant dans le bain, pendant une
heure, ou une heure et demie. Elle m'assura
que jamais il ne crioit tant qu'il y étoit. Dès le
second bain, la violence du mal diminua, et
progressivement de jour en jour. Deux semaines
après, l'enfant, auquel je n'avois d'ailleurs donné aucun remède important, reprit sa santé et
la conserva.

CHAPITRE IX.

De quelques autres effets réels ou présumés des bains sur le corps.

L'USAGE diététique du bain est sans contredit bien recommandable, puisque la propreté a tant d'influence sur le maintien de la santé : le bain entraîne les souillures de la peau, empêche qu'elles ne soient de nouveau repompées par les vaisseaux absorbans. Au reste, ceux qui changent souvent de linge sont moins dans le cas d'en faire usage ; le corps, dans l'état de santé, semble être doué d'une certaine force capable d'écarter la malpropreté : que cet effet soit dû à la transpiration, ou à une qualité élastique, répulsive, qui s'oppose à ce qu'aucune impureté s'attache à la peau, lorsqu'elle n'est pas tenace, et appliquée par une force extérieure, l'observation en confirme la vérité. S'il ne s'agissoit que des parties du corps, recouvertes par les habits, on pourroit dire qu'ils enlèvent tout par le frottement ; mais la même chose a lieu sur le visage. Je connois des personnes en santé, dont la peau est naturellement nette, et non huileuse, dont le visage est toujours propre, quoiqu'ils ne le lavent jamais. Il n'en est pas de même des personnes malades ou foibles, ni des

vieillards

vieillards, chez lesquels l'action des organes est dépourvue d'énergie et de régularité.

Je me souviens d'avoir vu des enfans dans un état d'épuisement, dont les cuisses étoient toujours sales, malgré le soin qu'on avoit de les laver fréquemment; et six mois après, lorsque leur santé étoit rétablie, les mêmes parties brilloient de propreté, sans qu'il fût nécessaire de les laver souvent.

Un autre effet visible du bain sur la peau, c'est de favoriser le renouvellement de l'épiderme. On sait que, de tems en tems, les lames les plus extérieures tombent sous l'apparence de petites écailles farineuses, pour faire place à une nouvelle épiderme ; le bain en détache une grande quantité ; on les voit, et sur-tout au premier bain, nager en abondance sur l'eau, et la serviette avec laquelle on s'essuie en détache encore qui tombent recoquillées. Il peut arriver des cas où il est utile de connoître ce phénomène, et l'on peut avoir des raisons de désirer le renouvellement de la peau : mais il faut observer qu'un tel renouvellement, accéléré par l'art, rend toute la surface extérieure plus sensible à toutes les impressions.

Après un long séjour dans le bain, les ongles sont ramollis, la peau calleuse des mains et des pieds est macérée, et devient toute blanche ; elle peut s'enlever avec une grande facilité par le frottement.

Outre les effets visibles du bain, il en est

d'autres qu'on trouve rapportés chez les auteurs,
et qui ne sont connus que par le raisonnement,
ou qu'on ne fait que présumer, comme, par
exemple, ceux qui résultent de la compression
de l'eau ; elle est au moins huit cent fois plus
pesante que l'air, et le corps humain ne pourroit
jamais en soutenir le poids, s'il y étoit plongé à
la même hauteur que dans l'atmosphère : on
voit les effets de cette pression sur les plongeurs,
quoiqu'ils n'aient pas à beaucoup près au-dessus
d'eux autant d'eau. Les bains ordinaires où l'on
s'asseoit, n'ayant jamais plus de trois pieds de
profondeur, les parties qui y sont plongées n'é-
tant recouvertes que d'à-peu-près deux pieds
d'eau, et le plus souvent de bien moins, il s'ensuit que l'augmentation de la compression sur
les parties inférieures est à-peu-près d'un cin-
quantième, ce qui ne suffit pas pour qu'il en résulte des suites bien importantes. L'effet le plus
remarquable, mais de peu de durée, a lieu sur
la respiration, dont les mouvemens sont un peu
difficiles, jusqu'à ce que les muscles aient pris
l'habitude d'une plus grande résistance : cet obstacle une fois surmonté, le changement de la
respiration est à peine sensible. Quelquefois j'ai
remarqué que l'expiration se faisoit avec un peu
plus de vitesse, et qu'elle se terminoit par un petit coup. Quant aux effets de la compression,
augmentée sur la circulation, on ne peut en
parler avec précision, puisqu'il est à-peu-près
impossible de les observer. Le ralentissement

du pouls ne peut provenir de cette cause, qui devroit au contraire en augmenter la fréquence,
parce que les vaisseaux sanguins de la surface
du corps étant comprimés, le sang devroit se
porter avec plus de force au cœur, et celui-ci
réagir à proportion; ce qui n'a pas lieu.

Une règle de prudence, qu'il est essentiel de
suivre dans l'administration des bains, c'est d'é-
viter toute compression extérieure lorsqu'il existe
des affections internes, où elle seroit dangereuse; quand il y a lieu, par exemple, de craindre
la rupture de quelques vaisseaux sanguins à l'intérieur, et que le plus léger défaut d'équilibre
seroit d'une grande conséquence : il faut bien
se garder alors de comprimer à la fois, et subitement, les vaisseaux sanguins extérieurs, ni produire un refoulement. On pourra, comme on
voudra, expliquer l'apoplexie, toutes ces théories ne me rendront jamais assez téméraire pour
prescrire des bains fréquens à celui qui aura au
plus haut degré l'*habitum apoplecticum* si connu, et qu'on révoque en doute aujourd'hui;
tout aussi peu dans un cas d'ancorisme. En général, il n'est pas toujours indifférent de donner
des bains plus ou moins profonds, et j'ai souvent
observé des différences sensibles dans leur action, sous ce rapport.

Je dirai peu de choses concernant différens
effets des bains, dont parlent tous ceux qui ont
écrit sur ce sujet; par exemple, qu'ils humectent,
détergent, condensent, amollissent, dilatent,

retrécissent, dissolvent, rendent la circulation plus égale, etc. Comme tous ces effets se passent à l'intérieur, et qu'on ne peut en prouver l'existence par des phénomènes évidens, j'aime mieux n'en pas parler.

Comme les théories sont incertaines, et qu'elles offrent beaucoup de difficultés, il en est résulté que presque tous ceux qui ont écrit sur les bains, sont plus ou moins tombés dans l'erreur. L'Anglois Lucas, par exemple, dans son ouvrage sur les *Eaux*, dit que la compression, produite par l'eau, empêche l'expansion des fluides que causeroit la chaleur : il n'a pas réfléchi que la compression, sur les parties externes, et sur-tout sur les extrémités, devoit augmenter l'expansion à l'intérieur. La manie de faire des théories est cause que beaucoup d'auteurs sont tombés en contradiction, non-seulement avec les autres, mais avec eux-mêmes. Pour éviter cet inconvénient, je passe immédiatement aux bains très-chauds.

CHAPITRE X.

Des bains très-chauds.

Sous le nom de bains très-chauds, je comprends tous ceux dont la chaleur excède celle du sang, ainsi depuis 97 degrés de Fahrenheit, (à peu-près 29 de Réaumur), jusqu'au degré d'ébullition, aussi loin qu'on voudra.

Je ne puis presque rien dire des bains trèschauds d'après ma propre expérience, n'en ayant jamais prescrit au-delà de 101 degrés.

On a vu à la fin du quatrième chapitre la seule observation exacte que j'aie eu l'occasion de faire. Quelqu'autre médecin remplira cette lacune : dans les bains publics de la Suisse, par exemple, où les baigneurs suent abondamment, il seroit facile de faire un grand nombre d'expériences.

Le bain très-chaud est toujours un remède actif, et d'après le degré de chaleur, quelquefois un remède violent et dangereux. Il agit nonseulement en communiquant sa chaleur, mais aussi comme irritant sur les nerfs de la peau. Et comme l'eau est beaucoup plus dense que l'atmosphère lors même qu'elle est surchargée de vapeurs, elle communique sa chaleur au corps animal qui y est plongé dans bien moins de tems que ne le feroit un air très-chaud, ou un bain

de vapeurs chaudes, dans les mêmes circonstances.

Les effets visibles du bain très-chaud, sont
principalement ceux de la chaleur, peut-être un
peu adoucis par l'eau (*); il cause de la rou-
geur à la peau, accélère le pouls, les vaisseaux
se gonflent, le visage devient rouge, la respiration plus prompte, et la sueur paroît; si l'on
augmente la chaleur, elle découle du visage,
les artères du cou et des tempes battent avec violence, il y a angoisse et serrement de cœur,
la tête souffre le plus, parce qu'il s'y porte, proportion gardée, une plus grande quantité de
sang, et aussi à cause de la compression de l'eau
sur le reste du corps ; enfin, il survient des vertiges, des battemens dans la tête, et apoplexie :
si le bain est prolongé, la transpiration est extraordinairement augmentée. Dans un bain de
112 degrés de Fahrenheit (20 de Réaumur),
Le Monnier a perdu à-peu-près une livre et demie de son poids, en huit minutes, après lesquelles il fut forcé de quitter le bain, à raison
des symptômes les plus violens, et de l'étourdis-
sement qu'il y éprouvoit. On trouve cette observation dans les *Mémoires de l'Académie des
Sciences de Paris*, année 1747.

(*) On devroit faire des contre-expériences avec des bains secs de
chaleur égale, de sable, par exemple, pour reconnoître les changemens produits par l'eau, quand elle en est le véhicule.

On verra ci-dessous que même des bains de pieds très-chauds produisent une partie de ces effets : on ne peut cependant nier que l'expansion des vaisseaux sanguins des pieds, ne soit des plus fortes dans cette circonstance.

Le bain très-chaud peut, ainsi que tous les remèdes actifs, produire des effets avantageux dans certains cas. Le mouvement considérable qui en résulte peut opérer des changemens utiles, la sueur abondante qu'il provoque peut entraîner avec elle une cause de maladie.

Je prescris très-souvent le bain très-chaud, un peu au-dessus de la chaleur du sang, mais jamais je n'ai passé 100 degrés, et presque toujours je suis resté à 98 et 99.

L'action des bains très-chauds est violente et terrible, quand le corps n'est pas assez robuste pour les soutenir, ou qu'on les pousse trop loin.

J'ai connu un jeune homme plein de feu, d'un tempérament sanguin, qui, pour se guérir d'un refroidissement, prit un bain très-chaud, sans reconnoître à quel degré il étoit ; après y avoir passé quelques momens, son mal disparut pour un tems ; mais quelques heures après, il fut prit d'une fièvre violente, et parut fortement attaqué, mais le jour d'après il fut béaucoup mieux.

On a un très-grand nombre d'exemples de personnes chez lesquelles les bains très-chauds ont produit les accidens les plus graves, et même la mort. Presque tous les mauvais effets qu'on

attribue aux bains chauds, et ceux que Timony
a observé en Orient, et parmi les Turcs, sont dûs
aux bains très-chauds.

Fourcroy rapporte, dans un de ses ouvrages,
l'histoire d'une personne qui prit un bain au degré effrayant de 181 de Fahreinhet, ou 66 de
Réaumur, et qui mourut d'apoplexie une heure
après. On conçoit trop combien un changement
aussi violent dans notre machine doit être des-
tructif, pour qu'il soit nécessaire de citer un plus
grand nombre d'observations de ce genre.

Aucun médecin raisonnable ne s'avisera d'exposer ses malades à un aussi grand danger.

CHAPITRE XI.

Des bains de vapeurs.

Les bains de vapeurs ne sont pas un remède
universel, comme le dit à-peu-près Sanchés,
dans sa *Description des bains de la Russie*. On
ne doit pas non plus les rejeter entièrement,
comme le veut Martin, en parlant des bains de
la Finlande, à moins que ses reproches ne se
portent peut-être sur les étuves chaudes et sèches, auxquelles on doit préférer les chambres
chaudes, chargées de vapeurs aqueuses, qui diminuent l'irritation causée par la chaleur, et
exercent une action bienfaisante sur la peau.
Ces bains sont toujours un remède essentiel,

dont l'usage est connu depuis très-long-tems. Ils existoient dans tous les bains des anciens, et les médecins Italiens, des siècles postérieurs, en parlent tous avec éloge dans leurs écrits. Jean de Dondes, Menghus Blanchellus, Savanarola, Baccius, et d'autres, ont traité de ces bains dans des chapitres séparés, et d'après les connoissances et à la manière de ces tems-là, de sorte que leurs ouvrages n'ont un peu de valeur pour nous que dans ce qui est fondé sur l'expérience. Selon Galien, Celse et Martial, le laconicum des anciens n'étoit pas un bain de vapeurs, proprement dit, mais un bain sec, dans la vue de provoquer la sueur, comme on peut le voir dans Caméron. J'ai publié, il y a bien des années, une dissertation sur leur usage, à laquelle je renvoie (*). J'y donne, d'après ma propre expérience, des instructions sur la manière de les appliquer, dans quelque lieu et situation qu'on soit, même au lit, et sur toutes les parties du corps. D'après les bons effets que j'en ai éprouvé, lorsque je les ai donné d'après le conseil des trois célèbres médecins de Londres, Donald Monro, Denman et Huck, et ceux que j'en ai vu depuis, je ne peux qu'en être partisan.

Comme je n'ai jamais eu l'occasion de faire des observations dans des chambres destinées aux

---

(*) Ce mémoire se trouve réimprimé dans le deuxième volume de mes *Essais de Médecine*, à Leipsic, 1778, §. 63, avec une planche.

bains de vapeurs, je ne puis rien dire de leurs
effets immédiats sur le corps. Je parlerai seulement des bains de vapeurs partiels ; et comme
dans ceux-ci la tête n'y est pas exposée , il en résulte une circonstance bien importante , c'est
que la respiration n'éprouve aucun changement.

Aussitôt que la partie du corps qu'on baigne
est environnée d'une quantité suffisante de vapeurs , et lorsque celles-ci sont au-dessus du degré de la chaleur du corps, les parties aqueuses
pénètrent la peau, s'y attachent et s'y réunissent
pour s'écouler en gouttes. Pour que la vapeur
reçue par une seule partie , comme le genou ,
par exemple, puisse augmenter la fréquence du
pouls , il faut qu'elle soit à un degré de chaleur
considérable ; cependant, après quelque tems,
la sueur devient générale , si le corps est suffisamment couvert, et si la chambre n'est pas trop
fraîche. Lorsque tout le corps est soumis à l'action de la vapeur , la tête exceptée , une chaleur
modérée est suffisante pour provoquer une sueur
universelle , comme on l'observe sur le visage.
Je n'ai fait là-dessus aucune expérience avec
le thermomètre ; elles ne seroient pas aisées à
faire dans les lieux cités.

Je ne m'occuperai pas de la nature et de la
composition des bains de vapeurs, qui, selon toute
apparence, ne sont qu'un composé de chaleur et
d'eau , et qui, d'après des calculs exacts, occupent un espace quarante mille fois plus grand
que l'eau sous sa forme ordinaire. Il est reconnu

que ces vapeurs, qui sont pour ainsi dire un être moyen entre l'air et l'eau, sont bien plus pénétrantes et plus actives que ce fluide, lorqu'il est soumis aux lois de la cohésion ; une grande partie se condense sans doute sur le corps plus frais qu'elles ; mais il n'en est pas de même de toutes ; au moins l'expérience nous apprend que les vapeurs de vinaigre agissent bien plus fortement sur le plomb que le vinaigre sous sa forme fluide.

On conçoit, d'après cela, pourquoi les bains de vapeurs sont le meilleur de tous les remèdes, lorsqu'il s'agit de résoudre promptement. C'est ainsi qu'ils guérissent les gonflemens des os, les contractions, les épaississemens, les roideurs des articulations : on en éprouve souvent de bons effets dans les douleurs violentes, les engorgemens, l'endurcissement des glandes. J'ai cité beaucoup d'observations de ce genre dans ma dissertation.

Nous trouvons un exemple frappant de l'efficacité des bains de vapeurs, pour les cas où les autres bains sont insuffisans, dans une lettre écrite par Curzio, savant médecin de Naples, au célèbre abbé Nollet, et qui est consignée dans le *Journal des Savans du mois de décembre* 1755 : j'en extrairai ce qu'elle contient de plus digne de remarque. Il survint, à une fille de 17 ans, qui n'étoit pas encore réglée, roideur et endurcissement de la peau, au point que celle-ci étoit semblable à du cuir, et presque comme du bois ; le cou fut d'abord attaqué,

puis le visage , et ensuite tout le corps ; les lèvres même et la langue étoient roides : la peau
n'avoit cependant pas perdu la sensibilité ,
comme il arrive dans d'autres cas d'endurcissement : si on y enfonçoit l'ongle ou une épingle,
la malade éprouvoit de grandes douleurs. Ce
qu'il y avoit de singulier, c'est que les urines
excédoient de beaucoup la quantité de la boisson ; phénomène que l'auteur explique , sans le
prouver, par le défaut total de la transpiration ;
mais ce défaut ne peut, dans aucun cas, augmenter la masse des fluides existans. Il paroît impossible de méconnoître ici une absorption extraordinaire , et cette action des vaisseaux inhalans,
malgré l'état de la peau , est bien remarquable :
à cela près , elle n'étoit pas malade. Sans m'arrêter aux explications de l'auteur, je passe au
traitement. Il vouloit assouplir la peau , et un
bain d'eau douce fut le premier remède qu'il
prescrivit. La malade ne put le soutenir plus
d'une demi-heure , et la peau sembla se contracter davantage ; après le septième bain , les
accidens avoient augmentés ; il imagina que la
pression de l'eau étoit la cause des suites fâcheuses de son essai, et il chercha à remplir son but
en l'évitant : pour cet effet, il ordonna les bains
de vapeurs ; après le sixième , il y eut un peu
de sueur sous les aisselles, sur la poitrine, et
aux jarrets ; elle augmenta progressivement, et
la peau devint moins âpre au toucher, quoiqu'elle restât encore très-dure. Après vingt

bains, la sueur étoit continuelle, et enfin la peau des cuisses reprit toute sa souplesse, puis celle des jambes ; et après cinq mois de traitement et d'usage du mercure à l'intérieur, la malade fut entièrement rétablie.

Le bain de vapeurs est de la plus grande utilité dans les rhumatismes et la goutte. On peut voir, dans le voyage connu du savant Suédois Sparrmann, avec quel succès il l'a employé au Cap de Bonne-Espérance, contre la goutte : j'ai vu nombre de cas où elle s'étoit jetée, avec tant de violence, sur les genoux et sur les articulations des bras, qu'il en seroit, certainement, résulté anchilose, si cet accident n'eût été prévenu par l'usage des bains de vapeurs.

Il n'est d'ailleurs aucun remède comparable à celui-là, pour provoquer la sueur ; il n'agit pas seulement par sa chaleur, qu'on gradue à volonté, mais il dispose, sur-tout, les orifices des vaisseaux exhalans à la transpiration : tous les écrivains sont dans l'erreur, quand ils prennent pour de la sueur les parties aqueuses qui se condensent sur le corps. Marteau, par exemple, s'explique ainsi : » En peu d'instans, le » corps est couvert d'une sueur abondante , » dans un bain de vapeurs très-chaudes «: or, cela est impossible en peu d'instans.

M. Hizzel, l'aîné , ce grand médecin de Zurich , m'a dit souvent qu'il croyoit que les bains de Pfeffer n'étoient aussi efficaces, qu'à raison des vapeurs qu'il exhaloient. On y est assis,

de même qu'à Baden , jusqu'au ventre ; et la
chambre est remplie de vapeurs aqueuses , à
l'action desquelles le corps , légèrement couvert , est soumis une grande partie du jour. On
peut voir combien cette vapeur , dont la chaleur est égale à celle du sang , augmente la sensibilité de l'organe de la peau , par ce qui arrive,
quand on ouvre la porte de la chambre pour un
instant , tous les baigneurs crient à la fois ,
qu'on la ferme au plutôt.

M. Limbourg , dans sa dissertation sur les
bains d'eau simple , dit que l'on peut remplacer
les bains ordinaires , par ceux de vapeurs ,
lorsqu'on craint les effets de la compression ;
mais ce cas ne devra se présenter que rarement,
puisque les bains de vapeurs , pour produire
quelques effets , doivent être passablement
chauds , et qu'il n'est pas facile de trouver des
dispositions semblables à celle de Pfeffer. On
ne peut espérer beaucoup d'un bain de vapeurs
partiel , dont la chaleur ne seroit pas au-dessus
de 96 degrés. Un plus chaud agissant sur le
corps , et pénétrant les organes de la respiration , causeroit une trop grande raréfaction du
sang ; et cet effet seroit bien plus à craindre que
ceux qui pourroient résulter de la compression.
En tout , ces deux sortes de bains diffèrent tellement, qu'on ne peut jamais regarder l'un ,
comme propre à suppléer l'autre.

On sait combien les bains de vapeurs sont
d'un usage général dans le nord de 'Europe ,

tant comme remèdes, que comme diétetiques :
ils sont un des besoins du peuple : on en trouve
dans chaque village, et le soldat Russe ne s'en
prive pas volontiers hors de chez lui. Chaque
individu en prend au moins un par semaine, et
cela paroît être accommodé aux besoins du climat. Jusqu'aux sauvages du nord de l'Amérique, dans la Pensylvanie, les emploient habituellement contre toutes les maladies, si l'on en
croit le missionnaire Loskiel. Leurs bains ressemblent, il est vrai, bien plus aux bains secs
de la Finlande; ils se glissent dans des trous,
pratiqués sous terre, assez semblables à des
fours à cuir, et qu'on trouve dans chaque village; ces trous sont échauffés par des pierres
presque rougies au feu, comme en Russie; ils
jettent de l'eau sur ces pierres, ce qui en fait
un véritable bain de vapeurs.

Nous devons nos connoissances, sur l'usage
et l'effet de ces bains, à plusieurs médecins
qui ont fait leurs observations dans le Nord :
les meilleures relations médicales sont de l'Es-
pagnol Sanchés, et du Suédois Martin : le premier traite des bains Russes (*), le second, de
ceux de la Finlande (**); ils ne nous apprennent
cependant pas tout ce que nous desirerions savoir : je me bornerai à en citer quelque chose

---

(*) *Mémoires de la Société de Médecine de Paris*, vol. 3, p. 233.

(**) Dans les *Mémoires de l'Académie des Sciences de Suède*, vol.
27, §. 69.

Martin dit que chez des adultes, dont le pouls bat d'ordinaire, depuis 70 jusqu'à 75 fois par minute, les pulsations ont monté à 115 et même 130; il ajoute que les bains de vapeurs humides sont échauffés jusqu'environ 120 degrés de Fahrenheit, sans qu'on puisse aller au-delà; que dans les bains secs et sans vapeurs aqueuses, on pouvoit pousser la chaleur jusqu'à 167 degrés. Cette assertion est très-certainement inexacte, car il est prouvé, par des expériences très-bien faites, qu'on peut échauffer l'air d'une chambre jusqu'à 200 degrés: il ne donne aucune observation précise concernant l'action de la chaleur sur le pouls, et Sanchés n'en parle pas du tout. Je ne me permettrai pas de décider, si l'avantage qu'ont les bains de vapeurs, sur les bains très-chauds, est dû à la raison alléguée par Sanchés, que les émanations aqueuses sont aspirées dans les poumons, en même-tems qu'elles agissent sur le corps; il est aisé de se tromper dans de pareilles matières, lorsqu'on n'a pas observé la nature. Il semble, au reste, que ces vapeurs doivent agir avec trop de force sur les organes de la respiration, pour qu'il soit possible de prolonger le bain pendant un tems convenable. Selon Sanchés, il résulte de cet état des choses, que le corps est dans un équilibre parfait, qu'ainsi il ne peut survenir d'embarras dans les poumons : tout cela me paroît bien incertain.

On ne peut, en général, comparer les bains

très-

très-chauds , avec les bains de vapeurs ; mais ceux-ci , à la manière Russe, et nos caisses (*) à bains de vapeurs , hors desquelles la tête est toujours, se rapprochent davantage ; et dans bien des cas , je serois même porté à préférer notre méthode , précisément à cause de l'air tempéré qu'on respire , les vapeurs ne pouvant être aspirées dans les poumons. Sanchés assure que dans une étuve , chauffée à 98 degrés de Fahrenheit , il suoit excessivement ; or , cet effet est entièrement dû à l'air très-chaud qu'il respiroit , malgré qu'il fût imprégné de vapeurs humides , car on ne sue pas dans un bain de 98 degrés ; quoique le corps y soit environné d'un fluide beaucoup plus dense , le pouls y est à peine accéléré.

Les bains Turcs , dont Timony nous a donné la description , sont , en quelque sorte , des bains de vapeurs ; ce sont des chambres extrê-mement chaudes, où on se lave plutôt qu'on ne s'y baigne , ainsi que je l'ai souvent entendu dire à des voyageurs venant du Levant. C'est à-peu-près une espèce d'étuve sèche , car la petite quantité de vapeurs fournies par l'eau qui sert à se laver et se baigner , est insuffisante pour en faire un vrai bain de vapeurs. Ils ont donc , abstraction faite de la propreté , plus de ressemblance avec les anciennes étuves Alle-

---

(*) *Dampt Kisten*. Caisses à bains de vapeurs.

P

mandes, tout-à-fait hors d'usage. Quelques
tems après qu'on est entré dans ces bains, dit
Timony, on commence à suer ; on s'y fait frotter, arroser, essuyer, peigner et nettoyer : les
femmes employées à ces bains, et qui sont tout
le jour en sueur, meurent bientôt de phthisie
ou d'hydropisie..

On trouve une grande quantité de bains de
vapeurs en Angleterre , et particulièrement à
Londres, où ils sont fort usités. Je me rappelle
que le docteur Domini Cetti, s'est acquis, il y
a long-tems, une très-grande réputation, en
faisant pareil établissement à Chelsea, près de
Londres. Plus récemment, et quinze ans après,
j'ai trouvé, dans tous les quartiers de Londres,
et sur-tout dans la partie occidentale, beaucoup de maisons consacrées à ces bains. Dans
toute l'Angleterre, je n'en ai point vu de partiels, et où, au moins, la tête seule fût sous-
traite à l'action des vapeurs.

Ce qui est dû à l'art, en Russie, et dans
d'autres climats, la nature l'opère au moyen
des sources très-chaudes, et immédiatement,
par les vapeurs qui s'élèvent de la terre dans le
voisinage des volcans. On connoît l'usage des
eaux minérales sous cette forme. A Aix-la-Chapelle, et sur-tout aux sources les plus chaudes
de Burscheid, on trouve des dispositions de ce
genre, mais seulement pour des bains de vapeurs partiels.

Dans les environs de Naples, on trouve plu-

sieurs bains de vapeurs naturels, et j'en ai vu
la majeure partie. Ce sont des cavités, en partie
construites, dans lesquelles se rassemblent les
vapeurs chaudes et humides qui s'élèvent de la
terre, et qui sont connues dans le pays sous le
nom de *Grottes;* de ce genre est celle de Saint-
Germain dans la Terre de Labour, dont les vapeurs sont chargées de foie de soufre. Les différentes grottes de l'île d'Ischia, dans le voisinage de Naples, n'exhalent que des vapeurs purement aqueuses.

On fait sans doute un usage fréquent de ces
bains de vapeurs naturels, dans bien des maladies, mais pas autant que dans le nord, et
jamais comme diététique. Dans un climat,
comme celui de Naples, loin d'être aussi avantageux qu'en Russie, ils seroient évidemment
nuisibles.

On manque aussi en Italie d'observations
exactes sur les effets des bains de vapeurs; l'excellent ouvrage du professeur Andria, à Naples,
ne contient aucuns détails sur cet objet (*).

Ni les grottes Napolitaines, ni les étuves Allemandes, maintenant à peu-près hors d'usage,
ne peuvent se comparer aux bains Russes pour
l'utilité. Dans les premières, la vapeur ne se
renouvelle pas assez, pour entraîner hors de
l'atmosphère, ce qui s'exhale du corps par la

(*) *Trattate delle acque minerale di Nicola Andria*, édit. II, Napoli,
1783, vol. 2, p. 133.

transpiration, et le baigneur n'est pas environné d'une vapeur assez dense pour qu'il en puisse résulter les effets convenables. Les anciennes étuves Allemandes étoient bien pires encore, ce n'étoient que des chambres fortement chauffées et sans aucunes vapeurs aqueuses pures, où l'on se rendoit en compagnie pour y suer, dans une atmosphère détestable.

Dans la Russie, il s'élève un nuage de vapeurs renouvellées à chaque instant, par l'eau pure qu'on jette presque sans discontinuer sur les pierres du poêle à peu-près rouge. Elles modèrent l'action de la chaleur sur le corps, et purifient l'atmosphère de l'étuve, en même tems qu'elles entraînent tout ce que le corps transpire. Enfin, elles vont se condenser sur les murs, d'où elles s'écoulent hors de la chambre par un conduit destiné à cet usage.

Les bains de vapeurs sont sans contredit bien plus nécessaires dans les climats du nord, où les obstacles à la transpiration sont multipliés, et où le petit peuple vit dans la plus grande malpropreté ; ils seroient encore d'un grand avantage chez nous ; des maladies longues que nous traitons avec des purgatifs, et que nous ne guérissons qu'à force de tems, céderoient bien plutôt si nous agissions sur la peau, et on éviteroit les inconvéniens des remèdes échauffans, connus sous le nom de *sudorifiques*. Il est hors de doute que des matières très grossières peuvent se faire issue par la peau : il y a cinquante ans

qu'on traitoit les fièvres provenantes de la bile,
ou de matières contenues dans le bas-ventre,
avec les seuls sudorifiques, et souvent avec
succès.

Je suis convaincu depuis bien long-tems, que
les modernes ont trop négligé la transpiration
comme moyen curatif. Je désire que des médecins instruits s'en occupent et nous fassent part
des résultats. L'usage consacré en Russie, du
bain de vapeurs pour les femmes peu de tems
après l'accouchement, m'a paru bien digne de
remarque, quoique je ne puisse généralement
l'approuver, ni m'en rendre le défenseur; je ne
puis cependant m'empêcher de croire qu'il ne
soit pas fondé sur quelque bonne raison; j'ai
souvent vu en Allemagne, que des accouchées
qui n'avoient éprouvé aucun avantage des autres
remèdes, se trouvoient très-bien de ceux qui provoquoient la sueur, qu'on cherche communément à éviter alors. J'espère que personne ne
conclura de tout ceci, que j'aie le projet de ra-
mener l'ancienne méthode, ni que je sois le partisan des lits bien couverts, des chambres her-
métiquement fermées, et des remèdes échauffans.

Dès le commencement du dix-septième siècle,
Hermann *Von der Heyde*, proposoit de guérir
la peste par les sudorifiques. Si cela étoit possible, comme on pourroit le croire, dès le premier moment de l'infection, ce moyen seroit
sans doute préférable à l'usage de la glace, et

les bains de vapeurs seroient sur-tout indiqués.
M. Mertens affirme que la première infection
cède quelquefois à une sueur : Timony n'en est
pas moins fondé à dire que l'usage fréquent des
bains Turcs dispose à la peste ; il est également
certain que les bains de vapeurs contribuent à
développer plus promptement la contagion, et
à lui donner plus d'énergie, lorsque le principe
contagieux a déjà pénétré trop profondément.
On ne peut guère douter que bien des maladies
ne soient moins fréquentes, et moins dangereuses dans les pays chauds que dans les froids,
par la seule raison que l'on y transpire plus librement : nous en avons un exemple dans les
maladies vénériennes à Naples et dans d'autres
climats semblables. En supposant même que les
Italiens eussent aussi peu de sobriété que les Allemands, les purgatifs leur seroient bien moins
nécessaires, parce qu'ils transpirent librement,
tandis que chez les Allemands, il n'y a, pendant
à-peu-près huit mois de l'année, qu'une voie
ouverte pour que le corps se délivre de ce qui
le surcharge. Je n'ai pas été long-tems en Italie
sans m'appercevoir que notre méthode Allemande n'y convenoit pas toujours. Dans les
maladies fébriles on ne supporte pas une aussi
grande quantité d'évacuans et de dissolvans,
et j'ai bientôt été obligé d'adopter la méthode
du pays, et de recourir au quinquina. C'est sur-
tout aux armées qu'on peut observer de quelle
importance est la transpiration, et combien il

est nécessaire de garantir le corps du froid. Parmi les soldats trop légèrement vêtus, la dyssenterie fait les plus grands ravages pendant l'automne, tandis qu'aux armées, où il sont garantis du froid par de bons habillemens, on en voit beaucoup moins, quoique d'ailleurs les circonstances soient les mêmes.

L'usage diététique des bains de vapeurs préviendroit chez nous une grande quantité de maladies, et sur-tout la pléthore, et maintiendroit la santé.

C'est l'opinion d'un bon observateur qui a beaucoup voyagé, et qui a vécu en Russie et en Dannemarck, que la gale, si commune parmi le peuple, ne disparoîtra dans ce pays, que lorsqu'on y aura introduit l'usage des bains Russes; et je suis convaincu qu'elle est fondée. Je crois aussi qu'ils aideroient à détruire l'affreuse maladie si connue en Pologne, sous le nom de *Plica Polonica.*

Il est moins étonnant qu'il ne le paroît, de voir des hommes robustes se rouler nus dans la neige, immédiatement après avoir quitté un bain de vapeurs très-chaud, sans qu'il en résulte aucun mauvais effet. Chaque fois qu'il y a un grand mouvement du centre à la circonférence, dans tout le système, et que les fluides en circulation parcourent les vaisseaux, même ceux des parties externes, avec une vitesse double, le froid extérieur ne peut faire aucune impression pendant un certain tems. Les savans Anglois, qui ont fait les expériences (citées ci-dessus) dans des chambres fortement chauffées, ne s'apperçurent pas, immédiatement après leur sortie, que l'air fût froid. Le docteur Sordyes dit positivement, et il me l'a souvent répété, que quand il sortit nu d'une chaleur de 130 degrés, pour s'aller habiller dans un froid de 43 degrés, il n'éprouva aucune incommodité, pas même dans la suite.

Dans des climats très-chauds, ce n'est pas par les mêmes causes qu'on peut, sans inconvénient, lorsqu'on est bien échauffé par l'atmosphère, et tout en sueur, se jeter dans l'eau la plus froide que l'on trouve. Bruce assure qu'en Nubie, il n'en résulte rien de fâcheux. En voici les raisons : 1°. la chaleur de l'atmosphère rétablit la transpiration immédiatement après le bain frais. 2°. Il y a bien de la différence entre être échauffé passivement par la chaleur de l'atmosphère, ou activement par le mouvement et le travail : dans ce dernier cas, il résulte les plus mauvais effets du froid, si on néglige de faire beaucoup de mouvement après le bain. C'est pour cela que je n'ai jamais entendu dire en Italie qu'on ait éprouvé de l'usage des glaces, dans les tems les plus chauds, les inconvéniens dont on se plaint en Allemagne lorsque l'on danse. 3°. L'eau qu'on appelle froide, dans ces climats, est échauffée par l'atmosphère, elle est même plutôt tiède que fraîche.

CHAPITRE XII.

Du bain froid.

LE bain froid tient une place si importante parmi les remèdes, que ce ne seroit pas trop d'un volume si je voulois en traiter comme je l'ai fait des bains chauds ; mais nous manquons de bons écrits sur les bains froids, tandis qu'il existe un grand nombre d'ouvrages et d'observations sur les autres.

Hermann Von der Heyde, excellent médecin de Gand, est le premier qui, vers le milieu du dix-septième siècle, ait remis en réputation l'usage extérieur de l'eau froide comme remède : son ouvrage, sous le titre, *Des effets étonnans de l'eau froide à l'intérieur et à l'extérieur,* est à-peu-près oublié de tous ceux qui traitent de cette matière, si l'on en excepte Floyer, qui l'a connu et cité ; cependant il a été traduit du Latin en François, en Anglois et en Italien.

On ne peut contester à l'Anglois Floyer le mérite d'avoir étendu et perfectionné l'usage des bains froids, par sa *Psychrologie,* écrite au commencement de ce siècle.

Depuis Floyer jusqu'à Baldini, qui a fait en 1783 un ouvrage sur les bains froids, nous avons à peu-près un petite bibliothèque sur cette matière : parmi beaucoup de compilations, il se

trouve quelques ouvrages originaux très-inté-
ressans.

On se rappelera que dans le premier chapitre,
j'ai désigné, sous le nom de froid, un bain entre
32 et 65 degrés de Fahrenheit (1 jusqu'à 15 de
Réaumur), et que j'appelle frais celui entre 65
et 85 de Fahrenheit.

On pourroit m'objecter ici que, si je comprends dans une même division les bains chauds
et les tièdes, je dois en faire autant des
bains frais et des froids, puisqu'ils ne diffèrent
pas essentiellement dans leurs qualités, ni dans
leurs effets, mais seulement par le degré; voici
ma réponse : une sous-division, qui n'est pas
nécessaire pour les vingt degrés qu'embrassent
les bains chauds, devient importante quand il
s'agit de l'échelle de 50 degrés et au-delà, que
comprennent les bains froids, et sur-tout parce
que leur action est violente, et qu'ils causent un
grand ébranlement dans la machine. On ne peut
nier que les effets d'un bain de 60 degrés ne diffèrent bien plus de ceux d'un bain de 35, que
ceux d'un bain chaud à 95 ne diffèrent d'un de
60; car l'action du froid augmente progressivement. Au reste, en établissant cette division,
mon objet est de fixer un point au moyen duquel on comprenne, sur-le-champ, si je parle
du bain froid tempéré, ou du bain froid dans
sa plus rigoureuse acception.

Le bain froid est sans doute un remède actif et
efficace; sous un certain rapport, il fortifie le

corps, et le rend moins sensible aux impressions de l'atmosphère, et sur-tout du froid.

Les bains froids étoient en réputation chez les Anciens, comme moyen tonique. Dans la Grèce, les Lacédémoniens en firent usage les premiers : les mœurs des Spartiates, leur façon de penser et d'agir prouvent déjà qu'ils n'amollissent ni le corps ni l'esprit. Les autres Grecs imitèrent bientôt les Lacédémoniens, et donnèrent au bain froid le nom de *Laconicum;* mais ils ne furent usités chez les Romains que très-tard, et seulement après qu'Antoine Musa eut fait cette cure si célèbre, dans la personne de l'Empereur Auguste, et que son frère et lui les eurent recommandés à leurs compatriotes : j'ai cité plus haut l'éloge qu'en fait Agathimus dans Oribase.

Loin de chercher à rien ajouter à la réputation des bains froids, je désirerois plutôt en borner l'usage, et perfectionner en Allemagne la manière de les administrer. C'est précisément parce que le bain froid est un remède actif, qu'il ne peut être indifférent, et qu'il doit quelquefois nuire. Comme ce chapitre contiendra autant de choses contre que pour les bains, j'espère qu'on n'en conclura pas que je ne sache apprécier cet excellent remède, qu'on a cependant trop généralement vanté. M. Ferro, dans la nouvelle édition de son ouvrage sur les *Bains froids,* en 1790, confond toutes les espèces de foiblesses, et prescrit indistinctement le bain froid contre toutes :

c'est aussi ce qu'a remarqué le critique très-instruit qui en a donné l'extrait dans la *Gazette litteraire universelle*. De combien de causes ne dépend pas souvent l'irritabilité et la sensibilité nerveuse excessives qu'on met toujours sur le compte de la foiblesse ? Et comment pourroit-on ici faire du bain froid un remède universel ? Je ne serai pas davantage du sentiment de M. Ferro, lorsqu'il en parle comme d'un bon remède dans les cas où des obstructions sont les causes de la maladie (*).

Pour l'intelligence de ce chapitre, un peu long, je le diviserai comme il suit.

1°. *Des effets immédiats et visibles du bain froid.*

2°. *Examen de ses effets plus éloignés.*

3°. *Action salutaire des bains froids dans quelques maladies particulières et dans les cas de dispositions à ces maladies.*

4°. *Des inconvéniens qui peuvent résulter du bain froid.*

5°. *De l'usage diététique du bain froid.*

6°. *De la meilleure manière d'en faire usage.*

(*) Qu'on se rappelle seulement l'aphorisme 17, sect. 5, d'Hyppoc. *Frigida, convulsiones antrorsum et retrorsum, distentiones, nigrogres et rigores febriles inducunt. — Inimica ossibus, dentibus, nervis, cerebro, spinali medullæ. — Calida vero grata.*

1. *Effets immédiats du bain froid.*

Pour base de mon travail sur les bains froids,
je vais rassembler tous ses effets immédiats sur
le corps humain, ce que personne, que je sache,
n'a fait avant moi. Ils diffèrent d'après le degré
de froid de l'eau, la sensibilité des baigneurs,
le plus ou le moins d'habitude des bains froids,
et leur durée : à cela près, le bain frais et le
froid se ressemblent par leurs effets, ils sont seulement plus forts ou plus foibles, selon leur degré.
1º. Le premier effet du bain, c'est cet ébranle-
lement qu'il cause à la peau, qui se communique
ensuite aux parties plus éloignées, et que nous
nommons *frisson*. Il est accompagné d'une contraction de la peau, d'une sorte de *spasmus pe-
riphericus*, qui lui donne l'apparence de la *peau
de l'oie*. Ajoutez à cela des mouvemens convulsifs, une sensation désagréable, et d'ordinaire
une respiration plus ou moins précipitée, et
toujours irrégulière ; ce dernier symptôme diminue presque toujours progressivement, de
même que le sentiment du froid, qui finit par se
perdre tout-à-fait. Au reste, la respiration, pendant toute la durée du bain, n'est presque jamais
la même que dehors.

2º. Il existe dans les parties transpirentes du
corps une couleur bleue et tirant sur le brun,
qui me semble être la suite du défaut de circulation momentanée dans les plus petits vaisseaux,
par l'effet de leur contraction subite. La rou-

geur de la peau, à sa surface, est, selon toute apparence, l'effet de l'irritation produite par le froid.

3°. Les vaisseaux sanguins de la peau, qui sont visibles dans l'état naturel, se rappetissent et disparoissent entièrement.

4°. Après quelque tems, les parties externes ont l'apparence de la paleur; que le visage soit peu ou point du tout en contact avec l'eau froide il perd de sa couleur. Ce phénomène est dû en partie à ce que, par un effet de la compression et de la contraction, le sang se reporte vers les parties internes, et sur-tout à ce que l'expansion de toute la masse du sang est considérablement diminuée par l'action du froid : ces deux causes agissent simultanément.

5°. Il survient, chez les personnes douées d'une grande sensibilité, douleur profonde dans les parties plongées dans l'eau bien froide. Cette douleur est de la nature de ce qu'on désigne sous le nom de *crampe*, et qui a visiblement son siége dans les muscles.

6°. Toute la circonférence du corps diminue à proportion du froid de l'eau, et cela s'observe le mieux aux doigts; une bague trop étroite avant le bain, sort d'elle-même après. Il en est de même des vêtemens, comme le remarque aussi Tissot : ceux que l'on revêt ordinairement avec quelque peine, paroissent larges, immédiatement après qu'on est sorti du bain.

7°. J'ai observé, dès la quatrième minute, une diminution remarquable du pouls ; mais bien des écrivains sont dans l'erreur sur cet objet. Bergius, qui a écrit sur les bains froids la dissertation la plus savante que je connoisse, dit qu'ils augmentent la fréquence du pouls. Baldini pense de même, et sans restriction ; il entre dans les plus grands détails, pour prouver, théoriquement, que cela est ainsi : plusieurs autres, tels que Limbourg, posent comme un fait hors de doute, que le bain froid augmente la fréquence du pouls.

Dans un ouvrage excellent et très-rare, fondé sur l'expérience, que je me suis procuré avec bien de la peine, et lorsque le mien étoit à-peu-près fini (quoiqu'il ne me soit parvenu qu'incomplet), l'auteur Atthill, d'Edimbourg, et après lui, son éditeur Dauter, disent qu'à l'entrée dans le bain, la vitesse du pouls augmente de 70 à 120 pulsations dans une minute ; que quelques minutes après qu'on est dans le bain, il devient plus lent, plus petit, et qu'il se relève plus vite qu'avant : le degré du froid de l'eau n'est pas désigné.

Je ne puis là-dessus décider tout, d'après mes propres expériences, mais je suis porté à soupçonner le contraire de cette assertion : je n'ai jamais prescrit de bain au-dessous de 60 degrés, où je fusse présent, et le baigneur n'y est pas resté assez long-tems, pour qu'il fût possible de faire de pareilles recherches ; ainsi je ne puis dire positivement quelle est à-peu-près, sur le pouls, l'action d'un bain d'environ 55 degrés plus froid.

En général, ma manière de faire prendre le bain froid, est peu favorable aux expériences sur le pouls. Celui de l'eau froide tempérée, n'est que de peu de minutes, et celui d'eau très-froide, que d'un instant. Je ne pourrai jamais prendre sur moi, d'engager un homme à rester tranquillement assis dans l'eau froide plus long-tems que cela n'est utile, si d'ailleurs, il ne le fait pas de lui-même, et par habitude. Le bain le plus froid, dont on puisse faire usage à Pyrmont, est celui du *Sauerling*, à 53 degrés, dans le bassin de ce nom, hors de Pyrmont; mais comme les dispositions ne sont faites que pour *le bain à plonger*, d'où on sort bientôt, il m'est plus difficile d'y faire des observations, tant à cause de l'éloignement, que de la multiplicité de mes occupations.

Si, réellement, la fréquence du pouls est augmentée d'une manière sensible, dès les premiers instans du bain, et si cet effet se soutient, je serois porté à présumer, que c'est par une suite de l'ébranlement de tout le système par le froid, et du changement qu'éprouve la respiration. Au reste, mes expériences ne conduisent pas à ce résultat : il est vrai qu'elles sont proprement faites, pour la plupart, sur les bains frais. D'après ma dix-huitième expérience, rapportée dans le quatrième chapitre, le pouls,

dans

dans un bain froid tempéré, ou frais à 74 degrés, a diminué de 80 à 70 battemens. Dans la vingt-deuxième expérience, les choses se passèrent à-peu-près de même, après 7 minutes d'un bain de 63 degrés. Quant à la vingt-quatrième observation sur le bain de 60 degrés, je n'arrivai pas assez tôt, et j'attribue les deux pulsations que j'ai trouvé de plus, après 15 minutes, au mouvement violent du baigneur, puisque le pouls se ralentit, dès qu'il se tint en repos.

En supposant que le bain froid accélère, dès les premiers instans, le pouls, depuis 70, jusqu'à 120 battemens, jamais celui qui a la connoissance du pouls, d'après l'observation, ne pourra croire qu'après 4 minutes, il soit ralenti au point de battre dix fois moins que dans l'état naturel.

Je présume qu'Athill a porté trop haut quelques battemens irréguliers et précipités, qu'il a observé chez ceux qui se jetoient avec impétuosité dans l'eau froide, ou qu'il a conclu, d'après une seule observation, dans laquelle, peut-être, d'autres causes avoient augmenté la fréquence du pouls. L'occasion m'a manqué, pour faire des expériences là-dessus, avant l'impression de mon ouvrage; un autre y suppléera facilement.

8o. Si l'on reste long-tems assis, et sur-tout en repos, dans le bain froid, il survient un sentiment de pesanteur dans tout le corps, et la tête s'en ressent ordinairement un peu : après un long séjour dans l'eau très-froide, les extrémités s'engourdissent, et finissent par perdre le sentiment; en général, il y a un certain calme et diminution d'action dans tout le systême.

9°. Dès le commencement du bain, on éprouve des envies d'uriner, et l'on urine plus souvent, et en plus grande quantité que hors du bain, ou même dans un bain chaud.

10°. Si l'on sort du bain pour entrer dans une atmosphère plus chaude, ou seulement un peu plus tempérée, et que la circulation se fasse librement dans les parties extérieures, on ressent, ordinairement, une sensation agréable de chaleur, qui parcoure les parties qui ont été dans l'eau ; mais si l'on tient le thermomètre près de la peau, lorsqu'elle semble être brûlante, il monte plus lentement que dans l'état naturel, ce qui prouve que cette sensation de chaleur n'est qu'une illusion, qui provient, selon toute apparence, du contraste entre le froid qui a précédé, et la chaleur qui revient. Je croirois assez que le sentiment de chaleur brûlante à la peau, est une suite de l'irritation causée par le froid. Cette chaleur agréable n'est cependant pas commune à tous ceux qui sortent du bain froid. Les gens robustes l'éprouvent après un long séjour dans l'eau froide; et les personnes foibles ne ressentent quelquefois rien de pareil, quoiqu'elles n'y soient restées que peu de tems. Le bain convient à tous ceux sur qui il produit cette sensation de chaleur ; ils en deviennent plus vifs et plus forts; ceux au contraire qui ne

peuvent se réchauffer après , ne s'en trouvent
ni rafraîchis ni fortifiés ; ils éprouvent un sentiment de pesanteur , et de la gêne dans les mouvemens , la tête même reste prise : ils ne doivent
attendre rien de bon de leur usage. Galien a bien
raison quand il dit : qu'ils rafraîchissent d'abord,
qu'ensuite ils rétablissent les forces, ou qu'ils
les détruisent : *vel roborant, vel obruunt facultatem et torporem inducunt.* Presque tous ceux
qui sortent du bain, pour entrer dans une atmosphère plus froide, parviennent difficilement à se
réchauffer.

11°. On a dit que le pouls battoit plus vite
après le bain froid : c'est pour cela, peut-être ,
qu'Huxam , Van Swieten , Bergius , etc. com-
parent cet effet à un accès de fièvre : cette opinion est bien ancienne, et Gentilis Fuligina ,
médecin Italien, et commentateur d'Avicenne ,
a dit, il y a plus de 500 ans, que le bain froid
produisoit *une fièvre éphémère :* après les bains
frais et les bains froids, j'ai observé que d'abord
le pouls reprenoit peu-à-peu sa force et sa vitesse
ordinaire ; je ne puis donc comparer cet état
avec la fièvre. Je ne crois pas non plus qu'un
bain de peu de durée puisse produire quelque
chose de ressemblant à la fièvre , à moins qu'on
ne veuille prendre pour elle le sentiment de
chaleur , dont j'ai parlé plus haut.

Mais si on reste long-tems dans un bain très-
froid, je veux bien croire qu'il en résulte dans
la transpiration , et dans la circulation des par-

ties extérieures, un changement assez considérable pour que la nature ait besoin d'un effort
pour rétablir l'équilibre. On peut, lorsqu'on est
sûr de son fait, employer ce moyen pour opérer
dans le corps un changement avantageux. Mais
dans ce cas, le baigneur n'éprouvera pas cette
sensation agréable que procure ordinairement le
bain, quand il est indiqué. Il sera toujours dans
un état semblable à celui qui suit une interruption violente des fonctions. Des observateurs
éclairciront davantage ce point.

2. *Examen des effets plus éloignés du bain
froid.*

D'après ce que nous venons de dire, il est
évident que le bain froid produit les changemens suivans

1°. Il ébranle plus ou moins tout le système
nerveux, selon le degré du froid, la sensibilité
de l'individu, et le plus ou le moins d'habitude
du bain. Le *consensus* de la surface du corps,
avec tout le système, peut aussi concourir à cette
action. Il est possible sans doute qu'au moyen
de ce *consensus*, le bain froid produise quelquefois les effets désirés. Sous ce rapport, il ne
sera pas aussi souvent utile que le bain tiède (*).

(*) Chez les personnes tombées en défaillance, on voit à quel point
l'eau froide agit sur les organes du sentiment. Tout ce qui cause de la
douleur, ne les rappelle pas aussitôt au mouvement que quelques

2°. Il agit dans le principe comme irritant sur les parties extérieures, il diminue ensuite l'irritabilité et le sentiment.

3°. Il contracte les solides, qu'il pénètre avec le froid ; il raccourcit les fibres, quelquefois même avec violence. Il est pourtant à présumer qu'outre la contraction, ou le raccourcissement, il existe encore irritation, et que celle-ci cause le spasme. Comme, par exemple, dans le cas rapporté par Tissot, où le bain froid causa une telle contraction du bas-ventre, qu'une portion assez longue du rectum s'échappa de l'anus. Il est probable cependant que les parties extérieures seules sont contractées, et que les effets produits à l'intérieur, ne le sont que par *consensus*.

4°. Non-seulement le bain contracte les solides pendant toute sa durée, et ensuite, aussi long-tems que le froid se soutient dans les parties ; il condense aussi les fluides, d'abord à l'extérieur, et peu-à-peu toute la masse en circulation.

---

gouttes d'eau, jetées sur le visage. J'en ai fait l'expérience, un jour qu'en voyageant avec un ami, nous fûmes dans le plus grand danger de périr par la vapeur du charbon dans une auberge. Mon ami étoit déjà étendu sur la terre, sans sentiment, et dans l'obscurité, je me heurtai contre un vase plein d'eau qui étoit sur la table, quelques gouttes tombèrent sur sa poitrine nue : il m'a assuré depuis qu'il en avoit été réveillé et extraordinairement rafraichi, et qu'il en avoit ressenti une impression beaucoup plus forte que de l'air libre où je le fis transporter.

5°. Il détruit l'équilibre de la circulation entre les parties externes, et les parties internes ; et comme les vaisseaux extérieurs se contractent, proportion gardée, tant par la compression que par le froid, et peut-être l'irritation, plus fortement, que le sang ne peut se condenser, celui-ci sera refoulé des parties externes, et sur-tout des extrémités vers les parties internes, et vers la tête. C'est à cette cause, au moins en partie, qu'on doit rapporter l'embarras de la tête, et la disposition au sommeil, produite par le bain froid prolongé. Il s'ensûivroit que l'envie de dormir dérive dans celui-ci d'une toute autre cause (*), que celle que nous avons reconnue dans le bain chaud, cet état de bien être qui est le contraire de celui d'irritation.

6°. Il est probable que la transpiration, et l'absorption diminuent un peu, et éprouvent quelque changement dans un bain très-froid. Ce n'est cependant pas à la transpiration supprimée qu'on doit rapporter, comme le font plusieurs écrivains, la douleur du ventre, et la diarrhée qui en résulte quelquefois. Un refroidissement des pieds produit souvent cet effet subitement, et selon toute apparence, plutôt par *consensus*, et par irritation, que par le refoulement de la matière de la transpiration sur les intestins : l'envie d'uriner, causée par le bain froid, ne prouve

---

(*) La soustraction violente de la chaleur peut, à ce qu'il me semble, y concourir : j'en parlerai dans ce chapitre.

pas davantage , ni que la transpiration soit supprimée , ni que l'absorption soit augmentée ,
puisqu'il existe beaucoup de personnes très-irri-
tables, qui éprouvent cette envie d'uriner , dès
qu'elles se lavent les mains dans l'eau froide ,
effet évidemment dû à l'irritation qu'elle produit. Il est prouvé que l'absorption a lieu même
dans l'eau froide , par l'exemple des gens de
mer qui, manquant d'eau douce, calment leur
soif, en nageant un certain tems.

7°. Un usage fréquent et prolongé du bain
froid augmente d'une manière sensible l'épaisseur de la peau , et lui donne un peu de sécheresse. C'est ce que j'ai sur-tout observé sur les
enfans que l'on baigne beaucoup dans l'eau
froide : le froid produit généralement ces effets,
bien ordinaires dans le nord parmi les gens du
peuple, qui s'exposent fréquemment au froid ,
sans user d'ailleurs d'aucun moyen propre à
rendre de la souplesse à la peau.

8°. La tendance des parties aqueuses à la surface, semble être moindre dans les parties qu'on
expose souvent à l'action de l'eau froide. C'est
ce qu'on peut particuliérement observer dans
les maladies, et dans les cas d'éruptions de tout
genre, qui, quelquefois, ne peuvent se faire
jour, au grand préjudice du malade. Il paroît
que cet effet, dont je parlerai plus loin, provient de ce que l'action des vaisseaux de la peau
n'est plus la même, et qu'elle est insuffisante.
Les suites fâcheuses qui résultent des éruptions

rentrées, prouvent assez qu'elles ne sont pas toujours dues à une action spécifique des vaisseaux de la peau. Linnée assure que si l'épilepsie est aussi commune dans deux provinces de la Suède, c'est parce que les paysans ont l'habitude de laver avec de l'eau froide, la tête galeuse de leurs enfans. L'usage de l'eau froide, diminue, non sans danger, les évacuations naturelles de la peau, comme, par exemple, la sueur fétide des pieds.

9°. L'usage continué du bain froid endurcit le corps, c'est-à-dire, qu'il diminue généralement un peu la sensibilité, et qu'il rend surtout moins susceptible des impressions de l'air, et particulièrement du froid. Cet effet paroît provenir de ce qu'il émousse la sensibilité des nerfs de la peau, et peut-être de ce qu'il épaissit le tissu qui les recouvre.

10°. Outre les effets du bain froid, rapportés ci-dessus, il en est d'autres très-importans, qu'il produit par *consensus*, ou sympathie, ainsi que je l'ai observé, n°. 1. Il est constaté, par un grand nombre d'expériences, que l'usage continué du bain froid, sur de bonnes indications, fortifie toute la machine : c'est sous ce rapport, qu'il convient à ceux qui, après l'avoir quitté, éprouvent un sentiment de chaleur et de bien-être, et qui s'en trouvent plus vifs et plus gais. On observe que le pouls en acquiert plus de force, que la digestion se fait mieux, et que le ventre est moins paresseux.

Toutes les actions internes , et les mouvemens du corps , acquièrent plus de vivacité et de force , l'élasticité , le ressort des vaisseaux et des autres organes , ainsi que tout le jeu des fibres , semblent augmentés , sans que le bain froid échauffe et fatigue ensuite , comme le vin , et sans qu'on éprouve ce sentiment de contraction à l'intérieur , que causent les remèdes astringens ; il ne laisse pas non plus après lui , les suites qui résultent d'un irritant appliqué à l'extérieur , pour déterminer une action momentanée , comme les font, par exemple , les cantharides.

On explique l'action tonique du bain froid , par la contraction et le raccourcissement de la fibre , produit par le froid ; il me semble pourtant , qu'il s'y joint d'autres causes , et que c'est de leur ensemble , et sur-tout du *consensus* , que dérivent ses effets fortifians. Il réveille , par exemple , les organes du sentiment, facilite le travail de la transpiration , souvent en désordre dans les corps foibles , ce qui contribue à les affoiblir davantage. Le bain froid est donc, sans contredit, un tonique , proprement dit. Mais l'action fortifiante n'est pas la seule qu'il exerce , comme on l'a cru un certain tems , et comme plusieurs le croient encore.

11°. Quoiqu'on compte ordinairement le bain froid dans la classe des remèdes rafraîchissans , il n'y appartient pas précisément. Il refroidit

pour le moment, parce qu'il enlève beaucoup
de chaleur au corps; mais comme il augmente
en général les mouvemens, voyez n°. 10, ses
effets subséquens sont plutôt d'échauffer que
de rafraîchir.

12°. Il appartient tout aussi peu à la classe
des calmans, parmi lesquels Athill l'a compté.

Autant la chaleur modérée est agréable aux
nerfs, autant le froid, à quelques exceptions
près, est contraire à ces organes du sentiment,
ainsi que l'a observé Hyppocrate; il produit ces
mouvemens désordonnés, connus sous le nom
de *spasmes*.

Les Encyclopédistes soupçonnent que la cause
de cette antipathie est dans l'affinité du fluide
nerveux avec la matière du feu : il me semble
qu'on peut l'expliquer plus facilement; le froid
irrite désagréablement les nerfs, et comme il
finiroit par opérer la destruction des organes
du sentiment, la nature suit ici le principe
universel, d'après lequel elle écarte, au moyen
de sensations douloureuses, tout ce qui me-
nace de détruire le corps avec violence. Il est
indifférent que cette irritation soit produite par
quelque chose de positif, ou qu'elle soit l'effet
de la soustraction désagréable de la chaleur in-
dispensablement nécessaire à la vie des nerfs,
ou qu'il y ait un travail directement en sens
contraire de l'action destructive du froid. C'est
assez de savoir que le froid agit comme irritant, qu'il cause dans les nerfs, de l'agitation

et des mouvemens contre nature , pour qu'on ne puisse le placer parmi les remèdes calmans directement. Ceci sera démontré plus en détail par des observations que je rapporterai : une seule suffit ici. Les personnes tourmentées d'insomnie , croient pouvoir se procurer du calme et du sommeil , se délivrer du sentiment de chaleur qu'elles éprouvent constamment, en se jettant dans l'eau froide ; mais l'évènement trompe leur attente ; elles n'en sont que plus agitées ensuite ; tandis que rien n'eût plus aisément ramené l'un et l'autre , qu'un bain tiède.

J'ai médité beaucoup sur la cause des effets du bain froid , et je veux au moins , dans le dernier coup-d'œil que je donne à cet ouvrage , présenter quelques conjectures que l'expérience seule a le droit de confirmer ou de détruire. Tous les effets du bain froid , peuvent proprement se réduire à la soustraction de la chaleur ; et si le froid est purement négatif , il n'est guère possible d'avoir une autre opinion. Le bain très - froid opère cette soustraction avec violence ; de là vient son énergie : le bain frais fait la même chose avec moins d'activité , aussi est-il plus doux. Cette soustraction de la chaleur dans les organes du sentiment , est désagréable ; de là dérive la sensation *désagréable* qu'il fait éprouver, sans qu'il soit nécessaire qu'un irritant actif la produise. Les organes du mouvement , quels qu'ils soient , qui vrai-

semblablement , s'occupent de retenir la chaleur, sont mis en action pour en réparer la
perte ; de là les mouvemens plus ou moins con-
sidérables, proportionnés à la perte de la chaleur, ou à la rapidité de l'action qui la sous-
trait, sans qu'il y ait besoin d'un irritant actif ;
de là les secousses, les contractions , etc. Le
consensus agit pendant tout ceci avec la plus
grande liberté , l'expansion de chaque corps
diminue en raison de la perte de la chaleur,
c'est pourquoi le bain froid raccourcit la fibre,
rétrécit les vaisseaux, diminue le volume des
parties fluides. Au commencement du bain froid,
l'action n'a lieu que sur la surface , mais il enlève successivement une partie de la chaleur de
tout le corps ; de là résulte ce qu'Athill appelle
Propriété calmante du bain froid , qui n'est
qu'une diminution du mouvement et du sentiment, qui ne peuvent exister sans chaleur, et
qu'on peut anéantir par une soustraction totale
de celle-ci. La densité augmentée , la dureté et
la rudesse de la peau qui recouvrent les parties
du corps les plus exposées au froid , doivent être
considérées comme des effets produits par lui,
qui servent en même tems à diminuer son impression. C'est donc dans ses propres effets qu'on
trouve le remède au mal qu'il fait, et c'est ce qui
arrive pour bien d'autres choses. Je conçois
qu'un grand nombre de ces conjectures ne sont
pas telles qu'on puisse trop bâtir dessus , puisque
d'autres causes qui ne nous sont pas connues ,

ou que nous ne connoissons pas dans tous leurs rapports, peuvent agir simultanément.

3. *Action salutaire des bains froids dans différentes espèces de maladies.*

Beaucoup de livres et d'expériences sur les bains froids, nous ont assez appris dans quelles maladies on devoit en attendre du succès ; les phenomènes, et ses effets les plus prochains observés ci-dessus, peuvent aussi nous guider dans leur usage : je ne toucherai donc ici que quelques points principaux, pour m'occuper d'autant plus des cas où il ne doit pas être prescrit.

Le bain froid, donné convenablement, a bien souvent diminué ou guéri la foiblesse universelle du corps, soit originaire, soit produite par la maladie, la manière de vivre, l'onanisme, ou d'autres causes. On verra ci-dessous qu'il ne convient pas dans tous les genres de foiblesse. Par ses effets toniques sur tout le système, il peut corriger et guérir les vices de quelques fonctions, et sur-tout rétablir l'action des premières voies : c'est ainsi qu'en rendant plus rares les indigestions, en diminuant les vents, les constipations, il guérit un grand nombre d'accidens douloureux, que l'on prend pour des maladies de nerfs. Nous voyons tous les jours des symptômes hypocondriaques, comme abattemens, battemens de cœur, spasmes de tout genre, produits par ces causes, céder à l'usage des bains froids. Lorsque

ces accidens dépendent d'autres causes (*), on
aura beau prendre des bains froids, on restera
souffrant et malheureux comme auparavant.

Quelquefois cependant, ils sont d'une grande
utilité dans la foiblesse nerveuse, proprement
dite, quand les circonstances sont telles qu'on
puisse en faire usage, ce qui très-souvent n'est
pas possible. J'ai vu un cas de mélancolie profonde, avec une douleur singulière au bras,
guérie à Pyrmont par le Chevalier de Zimmermann, à l'aide des bains froids seulement : il
avoit commencé la cure par les bains tempérés.

Le bain froid n'est d'un avantage réel, dans
les maladies nerveuses, proprement dites, que
dans deux cas. 1°. Lorsque l'action des nerfs est
insuffisante pour se délivrer de ce qui les irrite
et les tourmente. 2°. Quand il existe une grande
mobilité et une grande sensibilité pour certaines
causes d'irritation : il ne faut pas cependant
qu'elle soit portée au point qu'on ne puisse supporter le bain froid, ou s'y habituer peu-à-peu.
Ceux dont la peau est très-lâche, et qui sont affoiblis par une transpiration trop abondante, se
trouvent quelquefois très-bien des bains froids :
il est essentiel d'observer qu'il pourroit en coûter
la vie à bien des individus, si l'on cherchoit à
diminuer chez eux une transpiration excessive,
avec déperdition de forces. C'est ainsi qu'on a

(*) J'ai parlé de ces causes dans le second volume de la *Description
de Pyrmont.*

causé la mort à quelques-uns , en arrêtant un cours-de-ventre habituel et affoiblissant.

On est ordinairement plus heureux dans l'usage des bains froids contre la disposition aux refroidissemens , dont la cause est toujours dans des vices de la surface , peut-être des orifices des vaisseaux exhalans ou inhalans de la peau.

On parle beaucoup des vertus du bain froid dans la goutte ; quoique j'en aie vu çà et là quelques heureux effets , je n'ai jamais eu le courage de les prescrire à des goutteux, d'après la connoissance que j'avois des suites fâcheuses qui en étoient souvent résultées. J'étois incertain de savoir si je mettrois la goutte au nombre des maladies dans lesquelles le bain froid est salutaire, ou si j'en parlerois dans le paragraphe où j'exposerai les raisons qui en interdisent l'usage. Mais , comme Hyppocrate , et quantité de médecins anciens et modernes parlent de ses effets avantageux dans la goutte , les rhumatismes , même dans le paroxisme , et au moment des plus violentes douleurs , je ne voulois pas avoir l'air d'avancer un paradoxe, quoiqu'au fond je le fasse.

Je sais très-bien qu'il n'est pas de remède qu'on puisse comparer à l'eau froide , pour calmer les douleurs de goutte , et terminer promptement le paroxisme. Il est également vrai que très-souvent il n'en résulte aucun inconvénient, lorsque la nature a assez de force pour se délivrer de la matière goutteuse par une autre voie, et quelquefois d'une manière imperceptible. Mais ce remède est toujours violent et incertain, car nous connoissons aussi les suites terribles du transport de la matière goutteuse, des pieds sur les parties internes.

C'est une autre question, de savoir si les goutteux peuvent faire usage du bain froid hors des accès. On ne peut révoquer en doute, qu'il n'ait quelquefois réussi. On conçoit aussi que le grand changement qu'il produit dans le corps, l'ébranlement universel qui en est la suite, l'accroissement d'activité dans tous les organes, suffisent pour s'opposer à la création de la matière goutteuse, et expulser celle qui existe.

Puisque les bains chauds réussissent à un grand nombre de goutteux, qu'ils sont toujours sans inconvénient, quand on en fait un usage raisonnable ; qu'il y a dans la goutte une tendance de la matière morbifique vers les parties externes, d'où les bains froids la répercutent, au grand péril du malade, sur des parties plus nobles ; enfin, puisqu'il est résulté de ceux-ci, chez beaucoup de goutteux, des contractions, et d'autres suites plus fâcheuses et même mortelles ; mon opinion est qu'il faut s'en abstenir, lorsqu'il y a disposition goutteuse décidée avec paroxisme, et quelques succès bien rares ne l'ébranleront pas. Prescrive qui voudra les bains froids, d'après les conseils d'Homberg, de Floyer, et de Pietschen, pour moi, je ne me déterminerai jamais à le faire.

De toutes les manières d'employer l'eau froide

à

à l'extérieur, aucune n'est d'un avantage aussi visible, que son application locale sur quelques parties du corps ; on peut en continuer l'usage plus long-tems, sans en éprouver rien de fâcheux, et souvent, avec de la constance, on parvient, en quelque façon, à *arracher*, si je puis m'expliquer ainsi, les effets desirés. M. Herz, cet excellent médecin de Berlin, rapporte, dans ses lettres, plusieurs beaux exemples des bons effets de l'application locale de l'eau froide.

C'est sur la tête, principalement, que l'eau froide exerce le plus souvent son action salutaire. Celse a dit : *Capiti nihil acque prodest atque aqua frigida.* J'ai vu souvent les meilleurs effets de l'usage long-tems continué de l'eau froide, dans les cas de compression trop forte du sang sur la tête, et lors même qu'il y avoit lieu de craindre l'apoplexie. Je me rappelle d'avoir été consulté, il y a plus de vingt ans, par trois hommes, âgés de cinquante et quelques années, qui, tous trois, avoient les plus grandes dispositions à l'apoplexie ; outre que leur structure annonçoit l'*abitum apoplecticum*, si aisé à reconnoître, ils éprouvoient encore des battemens violens dans la tête, et des vertiges effrayans, de vraies *vertigines caducas.* Je commençois alors ma carrière-pratique ; je leur conseillai l'usage de l'eau froide, et j'exigeai qu'ils le poussassent aussi loin que possible. Ils en vinrent au point de se faire verser sur la tête

de l'eau froide par baquets. Les accidens diminuèrent, et tous trois ont vécu au-delà de 70
ans (*). Je puis assurer, d'après des expériences
plus récentes, que, presque toujours, l'eau
froide a diminué les accidens de cette partie.
Où les faits parlent, on peut se passer de théorie ; mais si j'avois à expliquer ce phénomène, ce ne seroit sûrement pas par la doctrine de la contre-irritation. On trouve ailleurs
beaucoup d'exemples de ce genre, et qui prouvent tous la même chose. Je puis confirmer,
par mon expérience, les observations d'*Arétée*,
sur les bons effets de l'eau froide, versée sur
la tête, dans certaines espèces de vertiges : quant
aux objections théoriques, déduites de l'épaisseur de la tête, et de la dureté des parties qui
recouvrent le cerveau, elles ne sont d'aucune
valeur, et l'expérience les détruit entièrement.

L'eau froide est souvent de la plus grande
utilité contre les maux de dents, l'enchiffrènement, les engorgemens dans le systême lym-
phatique, connus sous le nom de *fluxions*,
même contre certaines foiblesses, qui souvent
existent dans l'extérieur de la tête, comme le
vertige, contre la foiblesse de la mémoire, etc.
C'est le premier et le plus usité de tous les remèdes dans les maladies des yeux.

L'application prudente et raisonnée de l'eau

(*) Un des trois vivoit encore en 1793, lorsqu'on imprimoit cet ouvrage.

froide, est d'un très-grand secours dans quelques
espèces de foiblesses des organes de la généra-
tion ; observation que j'ai déjà faite, il y a
long-tems, dans ma traduction de l'ouvrage de
Thompson (*) : je dois cependant ajouter que
j'ai vu l'eau froide, dont on avoit fait un usage
indiscret, porter de l'irritation sur les parties,
augmenter la maladie d'une manière effrayante,
et la rendre incurable. On ne devroit jamais
continuer un remède dont on éprouve de mauvais effets, et dont les suites peuvent être aussi
funestes.

Un des bons effets de l'eau froide, appliquée
partiellement, c'est celui qui résulte des lotions
du bas-ventre, pour provoquer les selles; c'est
un remède innocent, qui ne produit pas de.
constipations, comme la plus grande partie de
ceux qu'on emploie pour entretenir la liberté
du ventre : j'en recommande l'usage, d'après
mon expérience. Il est cependant quelques personnes auxquelles il ne convient pas; celles,
par exemple, qui ont de la disposition au crachement de sang.

Comme on a parlé davantage, en Allemagne,
des bons effets du bain froid, que du mal qu'il
peut faire, je me bornerai à ce que j'ai dit ci-
dessus, pour m'occuper.

____

(*) Sous le titre de *Medicinischer rath pflege.*

4. *Des inconvéniens qui peuvent résulter du bain froid.*

L'Angleterre est le pays où, depuis 90 ans, on fait le plus d'usage des bains froids ; c'est donc là qu'on peut le mieux s'instruire sur la manière de les prendre. Dans les deux voyages que j'ai fait en Angleterre, et dans un intervalle de quinze années, les bains ont toujours été un des principaux objets de mon attention. Pendant les séjours que j'y faisois, je n'ai pas été long-tems à voir que la manière Angloise différoit entièrement de la nôtre, et dès l'année 1751, j'insistai (*) sur la nécessité d'en perfectionner l'usage parmi nous.

Malgré que la méthode des Anglois, dans l'usage des bains froids, soit préférable à la nôtre, leurs médecins n'en parlent pas moins de leurs mauvais effets.

Huxam, lorsqu'il parle de l'état des parties solides, n'en fait pas un éloge sans restriction, et Buchan, médecin Écossois, d'une grande réputation, rappelle avec beaucoup d'énergie les suites fâcheuses qui peuvent en résulter. En Allemagne, on a cherché depuis peu à prouver que la maladie, auparavant inconnue en Angleterre, et décrite sous le nom de *Brust Braure*, est entièrement dûe aux bains froids. C'est au

---

(*) *Ibidem*, sect. 27, dans les notes.

tems à nous apprendre si cette opinion est fondée.

De tout ce que nous avons dit ci-dessus du bain froid, il s'ensuit qu'il peut être nuisible sous six rapports, et l'expérience confirme cette manière de voir.

1º. Par la propriété qu'il a de pousser de la surface sur les parties internes.

2º. Par ses effets sur les nerfs, et à raison du *consensus.*

3º. Par ses effets dans le cas d'une grande foiblesse dans les actions de tout le systême.

4º. A raison peut-être de la propriété qu'il a de contracter la fibre.

5º. Dans le cas d'ulcération des parties intérieures, ou lorsqu'il y a pléthore dans ces mêmes parties.

6º. Lorsque tout le systême est déjà dans un mouvement si grand, qu'il y ait du danger à l'augmenter par le bain froid.

Donc le bain froid peut être nuisible.

1º. Parce qu'il pousse de la surface à l'intérieur, et qu'il détruit l'équilibre de la circulation.

L'expérience nous a appris qu'on diminuoit les excrétions naturelles et morbifiques, qui se font par la peau, quand on exposoit celle-ci à l'eau froide. De légères éruptions du visage, des rougeurs, la sueur fétide des pieds sont supprimées par elle. L'eau à la glace cause une répercussion totale de l'érésipèle, et les suites en sont terribles. Elle résout diverses sortes d'enflure, et la goutte la plus forte n'y résiste presque jamais. Celui qui fait un usage fréquent du bain froid, sue, tout le reste étant égal, généralement moins qu'un autre, et à plus forte raison bien moins que celui qui prend souvent des bains à suer.

Il est vrai qu'un bain froid, pris convenablement, ou ce qui est la même chose, un bain froid de très-peu de durée, ne contracte la surface du corps que pour un tems très-court, et conséquemment qu'il n'agit que très-peu sur les excrétions naturelles ; mais s'il est répété souvent, l'impression augmente, et peu-à-peu la tendance naturelle du dedans au dehors est sensiblement diminuée.

Il peut aussi opérer des changemens prompts dans les excrétions *morbifiques* de la peau. Il est donc nuisible, et l'on doit s'en abstenir dans les cas où il seroit dangereux de répercuter une matière déjà *excrétée*, ou disposée à l'être. Il n'est pas un médecin qui n'ait éprouvé souvent que des matières qui s'étoient fixées sur des parties extérieures, ou qui se faisoient jour par elles, ont causé les plus grands accidens, et même la mort, en se jetant sur les nerfs, ou sur des viscères essentiels, chaque fois que la nature manquoit de forces suffisantes pour leur créer une issue quelque part. Les exemples de ce genre sont bien multipliés. Quelles suites fâcheuses ne résultent pas journellement des refroidissemens dans les fièvres d'éruption ? Je n'ai pas besoin de faire

mention ici des maladies incurables, qui résultent si souvent de la suppression de la sueur fétide des pieds par les bains froids. C'est sur-tout
dans la classe du peuple, que le médecin un peu
employé en trouvera des exemples.

, Cette action répercussive du bain froid ne se
borne pas seulement aux vaisseaux lymphatiques et aux fluides qu'ils contiennent, les vaisseaux sanguins y sont soumis. Un bain froid,
prolongé, contracte puissamment les vaisseaux
sanguins des parties extérieures, et cause un
reflux du sang vers les parties internes que le
froid ne pénètre pas, et qu'il ne pourroit pénétrer sans causer la mort. Il est donc très-dange-
reux de prendre des bains froids, lorsqu'il y a
disposition à des amas de sang à l'intérieur, ou
lorsqu'il existe pléthore sanguine.

Il faut toujours s'abstenir du bain froid quand
on a quelque raison de craindre les suites fâcheuses du refoulement du sang à l'intérieur,
que ce soit vers la tête, la poitrine ou le bas-
ventre, l'apoplexie en a, plus souvent qu'on ne
croit, été la suite ; et comme je l'ai déjà dit,
beaucoup de ceux qui ont péri en se baignant,
ou en nageant dans les rivières, et que nous ju-
gions avoir été noyés, sont morts apoplectiques,
parce qu'ils étoient entrés dans l'eau, ou avec l'estomac plein, ou par un tems très-chaud, lorsque
le sang étoit dans un état d'expansion et de chaleur considérable. Je citerai ici l'exemple récent
d'un Prince Allemand, qui mourut d'apoplexie

dans un bain froid, où il étoit entré jouissant
d'une bonne santé, mais, selon toute apparence,
un peu trop échauffé. Cet évènement avoit donné
à toute la famille une telle aversion pour les bains,
quels qu'ils fussent, que plusieurs années après,
je ne pus, qu'avec grande peine, décider une
Dame à prendre un bain tiède, dont elle avoit
le plus grand besoin, et dont elle éprouva les
meilleurs effets.

Le bain froid doit être absolument interdit à
tous ceux qui sont sujets à une toux compliquée
de crachement de sang ; de même, en général,
qu'aux asthmatiques, à ceux dont la poitrine est
foible, dont les poumons sont irritables, ou
menacés de suppuration.

Dans toutes ces circonstances, les mauvais
effets du bain froid se font sentir sur la poitrine, presqu'immédiatement après l'avoir pris.
On a vu souvent de simples lotions d'eau froide,
sur la poitrine et le bas-ventre, occasionner un
crachement de sang ; phénomène qu'on ne pourroit sans doute pas expliquer par le seul refoulement du sang, et qui est dû en partie à quelqu'autre cause d'irritation, peut-être à la matière de la transpiration qui s'est jetée sur les
poumons.

Dans tous les cas d'une accumulation de sang
dans le bas-ventre, de dispositions hémorroïdales, on doit craindre l'usage du bain froid.
Les suites n'en sont, à la vérité, pas aussi fâcheuses que dans les cas énoncés ci-dessus, mais

il augmente toujours le mal. On sait que des symptômes hypocondriaques, des anxiétés, des spasmes, sont fréquemment le produit de ces engorgemens sanguins. Mais comme on est assez porté à chercher la cause de tous ces accidens dans la foiblesse des nerfs, il en résulte qu'on veut fortifier ceux-ci par l'usage du bain froid; mais dans le cas dont nous parlons, il augmente nécessairement la violence des symptômes, en poussant encore le sang vers les parties qui en sont déjà gorgées. J'ai vu si souvent des personnes à gros ventre, et avec l'extérieur d'un tempérament sanguin, se trouver mal du bain froid dont elles faisoient usage pour se fortifier les nerfs, que je n'hésite pas à les interdire sur cette seule apparence.

2. *Le bain froid peut être nuisible par ses effets sur les nerfs et sur les fibres.*

Le bain froid agit en irritant avec force les organes du sentiment, et l'ébranlement qui en résulte est en proportion de l'impression qu'il fait sur eux.

Si l'on pensoit qu'il s'agit ici de l'irritabilité, propre à la fibre, j'avouerois volontiers mes doutes sur cette doctrine de l'école. Je ne puis croire à une irritabilité réelle de parties inanimées. On n'a pas vu d'irritabilité avant la vie, mais on la voit subsister encore quelques momens après elle. Nous ne connoissons pas clairement tout ce qui concerne le *Punctum salicus*, au moyen duquel la vie ne seroit qu'une conséquence de l'irritabilité.

On a quelquefois guéri sur-le-champ des fièvres intermittentes par le bain froid, et de tels effets ne s'opèrent sans doute que par l'ébranlement du système nerveux. J'ai connu un homme robuste et bien portant, qui supporta sans accidens le froid de la Russie, et qui éprouvoit la plus forte envie d'uriner, au moment où il posoit la main sur une pierre froide ou sur une table de marbre; et l'eau froide produit un effet semblable sur la plus grande partie des hommes, même en n'y plongeant que la main.

Puisque les bains froids causent un tel ébranlement, et font autant d'impression sur les nerfs, ils seront nuisibles dans le cas d'une grande sensibilité nerveuse : on devra donc toujours s'en abstenir chaque fois que l'irritabilité et la mobilité seront portées à un certain point. J'ai vu dans ces circonstances les bains froids causer de l'agitation et des angoisses effrayantes, et augmenter à un point étonnant les incommodités des personnes qui en faisoient usage. Quelques-unes, à la vérité, en prirent peu-à-peu l'habitude, en les réitérant souvent, ou en commençant d'abord par des bains tièdes, mais la plupart furent obligées d'y renoncer, jusqu'à ce que l'irritabilité morbifique eût cessé. Il est donc évident qu'on ne doit pas toujours prescrire le bain froid contre la foiblesse et les maladies des nerfs, et que c'est à tort qu'on l'a préconisé, pendant un certain tems, comme le premier de tous les remèdes, en un mot, comme un remède universel.

Hyppocrate avoit dit que les bains froids pouvoient occasionner des convulsions, et Galien en rapporte un exemple : je puis confirmer cette assertion par ma propre expérience. J'ai vu un jeune homme être saisi de mouvemens convulsifs, dès le premier bain; ils dégénérèrent peu après en attaques d'épilepsie complettes, quoique susceptibles de guérison.

Un autre eut, dès le premier jour qu'il prit un bain froid, une récidive d'épilepsie, de laquelle il étoit délivré depuis long-tems.

Galien, Floyer, Home et d'autres médecins, ont fait de semblables observations. Mais s'il est vrai que le bain froid ait produit les plus mauvais effets, sur quelques individus, dans des maladies convulsives, il l'est aussi, que loin d'avoir été nuisible à d'autres, dans les mêmes circonstances, il leur a procuré du soulagement.

Tandis que l'on imprime cet ouvrage, je lis que Currie, médecin Anglois, a prescrit le bain froid dans le tétanos, *au moment des convulsions*, et lorsque l'accès n'étoit pas sympathique, et qu'il y plongeoit subitement le malade : il se loue beaucoup des excellens et prompts effets de cette méthode. Il ajoute que le bain froid est un remède excellent dans les convulsions des enfans, quand elles sont dûes à la présence des vers, et ce qui me paroît plus fort, quelle qu'en soit la cause. Nous attendrons que l'expérience nous ait mis en état de prononcer là-dessus.

Il est bien difficile de distinguer précisément les cas où le bain froid est convenable, dans les affections nerveuses, de ceux où il y est contraire.

Il est de fait qu'on ne peut attendre rien de bon des bains froids dans les maladies nerveuses, qui dérivent de grandes causes d'irritation sur les nerfs de quelques parties du corps. Ainsi ils ne peuvent convenir lorsque les accidens nerveux proviennent d'un amas de matières grossières dans le bas-ventre, ce qui arrive souvent, et ils sont au moins inutiles dans l'épilepsie, lorsqu'elle est produite par quelque cause irritante locale.

Dans quelques circonstances le bain froid est non-seulement sans utilité, il devient encore nuisible par sympathie. Lorsque l'irritabilité des fibres, et la mobilité des nerfs, sont telles que des causes légères, et sans actions sur des personnes en santé, causent les désordres que nous désignons sous le nom de *Maladies de nerfs.* Le bain froid, comme irritant, loin d'être utile, ne fera qu'aggraver les symptômes.

Le bain froid conviendra mieux dans les maladies nerveuses, dépendantes d'une cause d'irritabilité qui n'est pas assez active pour qu'il excite trop de tumulte ; il pourra être de quelqu'avantage en diminuant la sensibilité des nerfs, et en leur donnant plus de consistance : mais on ne peut s'attendre qu'un bain froid fortifie lorsqu'il stimule encore des nerfs déjà trop irritables, et qu'il met le désordre dans leurs fonctions ; des effets aussi violens affoiblissent toujours.

En réfléchissant bien sur ce que je viens de dire, on ne pourra s'empêcher de penser au mal qu'on faisoit autrefois, en prescrivant indistinctement le bain froid et le quinquina dans toutes les espèces de foiblesses, de maux de nerfs, d'hypocondrie, que l'on mettoit toujours sur le compte d'une constitution trop lâche.

Athill, dans sa dissertation déjà citée, pense que les bains froids peuvent avoir l'inconvénient d'anéantir la sensibilité naturelle de certains nerfs. Cette crainte n'est sûrement pas fondée sur l'expérience. Le froid, appliqué à la surface du corps, lors qu'il n'excède pas celui de l'eau sous sa forme fluide, peut à la longue diminuer un peu la sensibilité, mais jamais l'anéantir. Mon opinion n'est pas fondée sur des probabilités, mais sur de nombreuses expériences, dont je parlerai dans une autre occasion.

3. *On doit s'abstenir du bain froid dans le cas de grande foiblesse universelle de tout le système.*

J'ai observé plus haut, dans ce chapitre, section 2, n°. 9, que les personnes foibles seréchauffoient avec peine après le bain froid, et qu'il étoit contraire à tous ceux qui n'éprouvoient pas immédiatement après un sentiment agréable de chaleur dans tout le corps. C'est ce que n'ignoroit pas Sanctorius, car il dit : *Lavaca frigida, corpora robusta calefaciunt, debilia refrigerant.* Et la sentence de Galien, déjà citée plus haut, se rapporte également ici : *vel roborant, vel obruunt facultatem et torporem inducunt.* Je veux bien accorder que le bain froid puisse produire tel ou tel changement désigné ou possible dans le corps, malgré qu'il soit suivi de frissons, de lassitude, d'accablement, de pesanteur dans les membres, et d'oppression dans toute la machine. Mais dans de semblables circonstances, j'en attendrai toujours plus de mal que de bien.

Le bain, pour être avantageux, semble toujours supposer une certaine force dans celui qui en fait usage. Ses bons effets consistent, pour la plus grande partie, en ce qu'il augmente le ressort des parties douées d'élasticité, qu'il vivifie, et qu'il augmente l'activité des organes, et leur ressort spécifique, qu'ainsi il améliore toutes les fonctions, et produit cette vivacité dont se louent beaucoup de ceux qui en font usage.

Une grande partie de ces bons effets du bain, est, à ce qu'il me semble, la suite d'une certaine réaction. Des forces comprimées pendant un certain temps, agissent ensuite avec d'autant plus d'énergie. Cette règle est générale dans le monde physique comme dans le monde moral ; mais cela ne peut exister qu'autant qu'il y a force réelle préexistante. Un ressort d'acier mal trempé ne se relève pas quand on le plie, et un homme naturellement mou, n'en devient pas plus actif, lorsqu'après avoir été long-temps comprimé, il est rendu à une entière liberté.

Ma comparaison paroîtra sans doute défectueuse ; il suffit qu'elle fasse sentir les inconvéniens qui peuvent résulter du bain froid dans un certain degré de foiblesse.

J'ai vu bien souvent des personnes foibles se trouver après le bain froid plus abattues et plus accablées qu'auparavant ; et quand il n'en résulteroit pas d'autre mal, ce seroit assez pour s'en abstenir, que la marche ordinaire de la machine fût interrompue par des incommodités fâcheuses et sans aucun avantage subséquent ; et c'est ce qui arrive toujours en pareil cas, on ne revient au point où on étoit que peu à peu, et quelquefois après plusieurs jours. Le signe le plus certain et le plus universel que le bain fera du mal, c'est le frisson incommode qu'éprouve le malade lorsqu'il en sort, et sur-tout la difficulté qu'il a de se réchauffer après un certain temps. On conçoit très-bien aussi les suites fâcheuses d'une transpiration interrompue chez un individu foible, dont toutes les fonctions animales se font avec paresse et sans aucune activité. Il peut se passer beaucoup de temps avant que l'ordre soit rétabli.

On diminue chez quelques personnes les suites désagréables du bain froid par de fortes frictions faites immédiatement après : mais qu'on ne croye pas suppléer par-là au défaut des forces intérieures.

Souvent un homme qui n'est pas absolument foible, se trouve dans un état supportable après un bain très-court, tandis qu'un bain de dix minutes l'incommode pour long-tems; mais, quelque court qu'il soit, les personnes très-foibles ne peuvent le supporter. J'en ai vu qui se sont très-mal trouvées de s'être seulement lavées avec de l'eau froide, et qui pendant assez long-temps ont été tourmentées de douleurs rhumastismales provenantes de cette lotion. Au reste, il faut un certain coup d'œil et du jugement pour décider dans tous les cas, quels sont les foibles sur lesquels on peut essayer le bain froid, et ceux qui doivent s'en abstenir. Quelques-uns finissent par s'y habituer, même après en avoir été d'abord incommodés.

4. *Le bain froid peut être nuisible, par la propriété qu'il a de contracter la fibre et les vaisseaux.*

Le bain froid raccourcit indubitablement les fibres avec lesquelles il est en contact, et cet effet se communique, vraisemblablement par sympathie, de la surface jusqu'aux parties plus éloignées. Son usage fréquent augmente la densité

sité des parties extérieures, c'est de cette manière qu'il peut donner plus de force à la fibre; mais il est également hors de doute, qu'il diminue sa flexibilité. Il est sur-tout à craindre que les vaisseaux extérieurs ne perdent trop de leur capacité, relativement aux vaisseaux internes.

Cet effet n'est d'aucune conséquence sur un adulte, qui prend le bain froid pendant un certain tems, pour cause de maladie, à moins de circonstances particulières; mais on devroit y avoir égard dans l'usage diététique journalier du bain, sur-tout quand il s'agit de jeunes sujets. J'en parlerai plus amplement dans la section suivante.

5°. Lorsqu'il existe de grands vices dans les parties internes, qu'il y a suppuration dans les poumons, dans les viscères du bas-ventre, obstruction, dans le cas où les intestins sont farcis de matières, les bains, par des raisons bien aisées à concevoir, non-sêulement ne seront pas utiles, ils causeront encore de très-grands maux.

6°. Quand d'ailleurs tout le systême est dans un mouvement si considérable, qu'il en puisse résulter du danger; c'est ce qui a lieu dans une grande quantité de *maladies aiguës :* si l'on peut citer quelques bons effets des bains froids dans des maladies de ce genre, ils seront si rares, qu'on ne pourra jamais les regarder que comme des exceptions. On pourra peut-être en soutenir l'usage dans les maladies putrides, et dans ce qu'on appelle communément *fièvre nerveuse*, tant comme stimulant, que par l'ébranlement qu'ils causent; mais dans la plupart des cas, il y a de la témérité à les prescrire. On ressemble assez à un aveugle, qui frappe au hasard de sa massue, ou le malade ou la maladie. Je n'entends pas parler ici de l'application locale de l'eau froide, qu'on emploie souvent, avec avantage, dans les maladies aiguës.

7°. Enfin on ne doit faire prendre des bains de pieds froids, que sur des indications très-précises, et toujours avec les plus grandes précautions. L'adage Hollandais : *les pieds chauds et la tête froide*, est en tout très-fondé.

5. *De l'usage diététique des bains froids.*

Puisqu'on fait un usage diététique si fréquent du bain froid, il faut que j'en parle ici.

Comme les bains froids fortifient, on croit ne pouvoir faire mieux que d'en prendre dans tous les tems, et sur-tout d'y habituer les enfans dès la plus tendre jeunesse ; car quoi de plus désirable que la force? et que peut-on faire de plus avantageux pour ses enfans, que de les disposer de bonne heure à en jouir ?

Mais on ne réfléchit pas assez que le bain froid n'agit pas seulement en fortifiant, qu'il a encore sur la machine d'autres effets d'une grande importance. Le bain froid est un remède actif, et aucun remède actif ne peut être général.

Je parlerai d'abord des bains froids qu'on fait prendre aux enfans, et dont l'abus me paroît de la plus grande conséquence. Qu'on remarque bien qu'il ne s'agit ici que de leur usage diététique, et dans l'état de santé. Je regarde comme excellent en principe, qu'on ne doit pas élever les enfans dans la mollesse, qu'il faut les habituer de bonne heure à toutes les températures, en leur faisant faire du mouvement en plein air et dans toutes les saisons ; qu'il ne faut pas les vêtir trop chaudement, ni que leurs chemises soient chauffées, qu'à moins qu'ils ne soient malades : on ne doit pas, après les premières années, les faire coucher dans des chambres chaudes, quoiqu'il soit essentiel de les couvrir convenablement la nuit. Quelques jours après la naissance, il ne faut laver l'enfant qu'avec de l'eau froide, mais non glacée ; dans la suite, et peu-à-peu, on en arrose tout le corps, lorsque l'état de la maladie ne s'y oppose pas. Quand il a acquis un certain âge, il faut l'apprendre à nager dans l'eau courante, échauffée par le soleil, lorsque d'ailleurs il n'y a aucune raison de ne pas le faire. Je me suis prononcé, il y a long-tems, contre l'usage, sans restriction, des bains froids pour les enfans, et je ne trouve pas encore aujourdhui de raisons pour changer d'opinion. De ce que quelques enfans se portent bien et deviennent robustes, on n'en peut rien conclure ; n'en voit-on pas un grand nombre d'autres également sains et robustes,

malgré l'éducation physique la plus vicieuse. La
plus grande partie des hommes, doués de force
et de santé, n'ont jamais fait usage des bains
froids. On croit pouvoir endurcir le corps et le
rendre indépendant des variations de l'atmosphère; mais j'ai vu assez de ces enfans qu'on
avoit baignés dans l'eau froide, dès leur plus
tendre jeunesse, être aussi sujets aux rhumes
et aux enchiffrènemens que d'autres qu'on avoit
élevé sans mollesse, quoiqu'on n'eût pas employé
une méthode aussi violente.

Je répète ici, ce que j'ai dit dans ma *Descrip-
cription de Pyrmont*, vol. 2, sect. 17, relativement à cette méthode, que c'est à tort qu'on
nous cite les peuples sauvages qui, sans contredit, sont élevés durement, et souvent dans le
plus grand froid : on nous dit qu'ils jouissent de
la meilleure santé, qu'ils sont dans un état de
vigueur et d'élasticité, que leur marche forte et
cadencée ressemble à une danse continuelle, etc.
Il est très-vrai que les Sauvages qui résistent et
conservent la vie, sont sains et robustes ; mais
aussi tout ce qui est d'une foible constitution
meurt jeune des effets de cette éducation. La
nôtre a l'avantage de conserver les foibles, et si
nous ne sommes pas aussi vigoureux que certains
Indiens, ce degré de force ne nous est pas nécessaire pour jouir d'une bonne santé, et goûter
le plaisir de l'existence. Je vois aussi parmi nous
des enfans, et sur-tout des garçons bien constitués, qui reçoivent une éducation physique

raisonnable, et dont les facultés intellectuelles n'ont pas été tendues de trop bonne heure; leur marche, par le sentiment de bien-être, de force et de courage qu'ils éprouvent, est comme celle des Sauvages, une espèce de danse; de trois pas ils en sautent deux; toute leur marche est cadencée, et depuis cinq jusqu'à six ans, elle devient très-solide.

En admettant même qu'on donne aux enfans le bain froid de la seule manière convenable, et qu'on trouvera décrite ci-dessous, Sect. 6, (ce qu'on ne fait pas ordinairement, puisqu'on les y fait entrer par les pieds, et qu'ils ne se donnent aucun mouvement, avant ni après le bain,) il y auroit encore bien des raisons essentielles contre leur usage.

La première est celle dont j'ai parlé à la fin de la section précédente, que le bain froid contracte trop les fibres, et que son usage fréquent augmente leur densité et leur solidité. Il donne à un corps jeune les qualités d'un corps plus âgé, et il est impossible qu'il en puisse résulter rien d'utile. Il suffira, pour se convaincre de la vérité de ce que j'avance, d'examiner la peau des enfans auxquels on a fait prendre beaucoup de bains froids, je n'en ai jamais vu de semblable chez d'autres; elle est plus sèche et plus dure qu'il ne convient à cet âge : je l'ai vu, dans des tems froids, devenir si écailleuse et si dure, autour des hanches, qu'elle se gersoit, et qu'on étoit forcé de recourir à l'application des corps gras, pour lui rendre de la souplesse. Déjà Galien a observé que l'eau froide n'étoit pas avantageuse au corps, dans le tems de l'accroissement; il va jusqu'à interdire les bains froids aux jeunes gens, entre 14 et 21 ans, il ne les permet qu'après l'entier accroissement. Il y a contradiction évidente à vouloir donner au corps, dans la jeunesse, la consistance de l'âge avancé, tandis qu'on voudroit bien, lorsqu'il y est parvenu, le rajeunir et le rendre plus souple à l'aide des bains chauds. On veut fortifier sans s'occuper des autres effets que produit le bain froid.

Une autre raison de s'abstenir du bain froid, c'est qu'il diminue la tendance naturelle du dedans au dehors, vraisemblablement parce qu'il rétrécit les vaisseaux de la surface qui ne se trouvent plus être en proportion avec ceux de l'intérieur. Dans l'état ordinaire, la nature agit avec une grande force, du centre à la circonférence, du cœur à la peau. Le corps se délivre ainsi à chaque instant de particules nuisibles ou inutiles. On sait quel torrent continuel de transpiration insensible il s'échappe de nous. Pourroit-on, sans inconvénient, interrompre ou détruire cette grande opération de la nature? Sans doute que dans des corps robustes, elle se fraie souvent une autre voie; mais chez les foibles, des personnes même fortement constituées, éprouvent souvent des effets fâcheux de l'interruption de cette fonction. Si l'on vouloit révoquer en doute le changement opéré par le bain

froid dans la tendance des humeurs du centre
à la circonférence, l’état de la peau, dont j’ai
parlé ci-dessus, suffiroit pour démontrer cet effet ; et si la même chose n’arrive pas chez les
adultes, c’est que dans l’enfance le corps est bien
plus sensible à tous les genres d’impression ;
d’ailleurs, l’exercice et le mouvement peut, chez
les adultes, rétablir l’équilibre que, sans cela, le
bain froid détruiroit de même que chez les enfans.

Le bain froid diminue tellement la tendance
vers la peau, que cet effet influe même sur les
maladies dont la marche dépend de cette disposition. Je n’ai que deux observations à rapporter
en preuve de ce que j’avance, mais je ne doute
pas que d’autres médecins n’aient eu l’occasion
d’en faire de semblables, ou qu’ils ne l’aient
dans la suite ; il suffit d’y porter attention.

Un enfant qu’on avoit, dès la première semaine de sa naissance, baigné tous les jours dans
l’eau froide, fut inoculé à l’âge de dix mois. A
l’époque de l’éruption, les boutons ne purent
se faire jour, la nature travailla plusieurs jours,
et au-delà du tems ordinaire, avec une énergie
qui devoit faire présager le plus grand danger
et une éruption nombreuse. L’enfant éprouva
des convulsions fréquentes ; enfin la nature
triompha, et quelques boutons d’une nature bé-
nigne furent le résultat de ce tumulte effrayant.
On ne peut guère s’empêcher de croire qu’une
cause de résistance extraordinaire n’ait mis obstacle à l’éruption.

Un autre enfant fut, comme le précédent, baigné tous les jours dans l'eau froide, depuis sa naissance. Je l'ai vu souvent pâle et froid, une heure après le bain, parce que l'occasion manquoit de lui faire faire du mouvement. Je l'inoculai à l'âge de cinq ans, dans des circonstances avantageuses. Comme je n'avois pas une grande confiance dans les bains froids, je les avois fait cesser entièrement, quatre mois auparavant. Tout alla très-bien, mais l'éruption fut extraordinairement retardée : enfin il parut çà et là quelques boutons, et leur sortie fut constamment accompagnée d'anxiété toujours croissante, de fièvre et d'agitation. Je prescrivis les bains de pieds chauds, parce que je commençois à pressentir quelque chose des effets du bain froid sur la peau. Si dans ce tems mon opinion eût été formée, comme elle l'est à présent, j'aurois tenu cet enfant dans l'eau tiède une demi-journée. La nature parvint enfin, à force de travail, à surmonter les obstacles ; au cinquième jour de la fièvre, les boutons commencèrent à paroître, et dès ce moment tout marcha dans le meilleur ordre, les pustules, dont l'éruption s'étoit faite avec tant de peine, étoient bénignes et en petit nombre ; il y en avoit très-peu au visage, et une vingtaine à chacune des extrémités. Je ne me rappelle pas d'avoir jamais vu, par quelqu'autre cause, un travail aussi pénible précéder l'éruption de pustules bénignes et peu nombreuses.

Je ne sais si l'on conviendra que j'aie plus

que des raisons théoriques, pour croire que les
bains affoiblissent la tendance naturelle vers la
peau, et qu'il en puisse résulter les suites les
plus fâcheuses, dans les maladies éruptives. Des
bains froids, dans la seule vue de fortifier les
enfans, et sans autre raison, sont toujours un
moyen bien équivoque, que je défends généralement et par-tout où je puis.

Des adultes en santé, supportent souvent
très-bien le bain froid. Je regarde aussi la natation dans la mer ou dans une rivière, échauffée
par le soleil, comme sans inconvénient pour
eux ; mais nager n'est pas, à proprement parler,
se baigner dans l'eau froide ; et il n'en est pas
moins certain, que des personnes en santé se
sont souvent mal trouvées du bain froid ; l'on
pourroit appliquer à quelques-unes l'épitaphe
ingénieuse, gravée sur le tombeau d'un Italien,
qui s'étoit tué, à force de prendre des remèdes,
Stavo benè per star meglio, sto qui : J'étois bien :
je suis ici pour avoir voulu être mieux.

De la modération en tout, et en général, une
vie bien réglée, beaucoup de mouvement à l'air
libre, abstinence de tout ce qui amollit, sont,
certainement, des moyens de conserver la santé
et la force, préférables à un usage diététique,
fréquent et sans cause particulière du bain froid,
qui n'est jamais sans danger. Il est possible qu'on
soit un peu échauffé, que l'estomac ou le bas-
ventre soient pleins, ou qu'il y ait dans le corps
quelque maladie cachée, toutes circonstances

dans lesquelles il en peut résulter des suites fâcheuses. Ce qu'on peut supporter dans un tems, peut ne pas être avantageux dans un autre, ni dans telle situation, ou tel endroit. Selon toute apparence, le bain froid nous a enlevé le savant et utile voyageur Suédois Biornsthal ; il l'avoit très-bien soutenu en Suède ; il imagina qu'il en seroit de même en Orient, et il le continua, avec toute la ténacité qu'on peut attendre d'un tel voyageur, jusqu'à ce qu'il fut attaqué de la maladie à laquelle il succomba. Son janissaire, aussi honnête que sensé, l'avoit averti sérieusement d'y renoncer.

On devroit toujours réfléchir que le bain froid est un remède puissant, qu'il cause des changemens importans dans le corps, et que d'après cela, il n'est jamais permis de le regarder comme indifférent.

6. *De la manière dont on doit prendre le bain froid.*

Cette instruction est d'autant plus nécessaire, qu'on ne trouve pas un mot là-dessus dans aucun livre ; et elle est bien essentielle en Allemagne, à raison de la manière absurde dont on y prend le bain froid.

Le premier principe, bien essentiel et sans restriction, est celui-ci : *un bain froid doit être de peu de durée.* Les exceptions à cette règle ne m'en feront jamais dévier. Actius, quoique partisan du bain froid, a dit, il y a long-tems : *Vitanda est longior in frigidae solio mora.* Les Anglois y restent très-peu de tems, et l'usage fréquent qu'ils en font, depuis un siècle, a dû leur faire connoître la meilleure méthode. Si l'on objecte qu'il y a chez nous des individus qui restent assis tranquillement dans un bain froid, durant des heures entières, sans en être incommodés ensuite, je répondrai qu'il y en a aussi qui digèrent du bœuf crud, et l'un prouve autant que l'autre.

L'effet le plus avantageux du bain froid, est produit aussitôt qu'on y est entré, et en le quittant, sur-le-champ, on en éprouve le moins de mal possible. La première impression que le bain froid fait sur les nerfs et sur la peau, est la plus utile ; il fortifie, stimule, resserre, et endurcit contre le froid et l'âpreté de l'air. Je ne vois pas quels grands avantages on peut se promettre, en pénètrant les membres de froid jusqu'aux os ; mais je conçois très-bien quel désordre cela peut causer. Si le paysan et le batelier conservent leur solidité inébranlable, contre les impressions de l'air, ce n'est pas par l'action violente du froid sur leurs parties extérieures, mais parce qu'ils sont souvent exposés aux effets d'une température rude et inconstante, qu'ils combattent par le mouvement et l'exercice : on peut à-peu-près les imiter, en prenant souvent des bains très-courts. L'Anglois se jette subitement dans l'eau, y fait du mouvement, et en sort après quelques secondes : il répète cet exercice jusqu'à trois fois ; ensuite il se fait essuyer et frotter, jusqu'à ce qu'il soit sec , il s'habille et fait du mouvement ; s'il se baigne ou nage dans une rivière ou dans la mer, il y reste plus long-tems , quoique rarement au-delà d'un quart-d'heure ; et cependant, alors , une partie de l'eau est échauffée par le soleil , car on ne se baigne dans la mer , que vers l'automne, après que la chaleur du soleil l'a bien pénétrée ; l'action de nager donne plus de mouvement aux parties extérieures, que le bain , et ce mouvement s'oppose à l'action du froid.

Les Anglois pensent que , par cette méthode , ils éprouveront le mieux , les bons effets du bain froid, et qu'ils éviteront le mal qui peut en résulter ; leur autorité doit être ici de quelque valeur.

2. Avant d'entrer dans un bain froid , la tête doit être froide ; il faudroit lá rafraîchir , ou en versant de l'eau dessus , ou par l'application de linges mouillés, et se jetter ensuite dans l'eau , la tête la première. On est assez d'accord là-dessus chez nous : cependant, Ferro , dans son ouvrage *sur les bains froids* , enseignoit précisément le contraire , en 1781. Baldini pensé aussi que , vu l'épaisseur du crâne, il ne sert de rien de rafraîchir la tête ; mais tout médecin, auquel l'experience aura fait connoître les excellens effets de l'application de l'eau froide , dans beaucoup de maladies graves de la tête , et même dans les blessures de cette partie , sera forcé de

convenir que, pour cette fois, la théorie est en défaut. On ne peut guère rendre raison de ces effets, que par la sympathie ; au reste, de quelque manière qu'on l'explique, le fait est vrai, et il est généralement connu ; aussi les Anglois se jettent-ils ordinairement dans l'eau, la tête la première : le défaut d'habitude, fait que cette manière ne plaît pas aux Allemands, et les occasions sont rares parmi eux, parce qu'il n'existe pas de bains à plonger, proprement dits, et tels qu'on en a établis à Pyrmont sur le plan que j'en ai donné. On se contente de se laver d'abord la tête avec de l'eau froide, puis on entre dans le bain lentement, et les jambes les premières, et ce n'est sûrement pas la meilleure méthode, car :

3. L'entrée dans un bain froid doit être subite ; de cette manière, on y est moins sensible que lorsqu'on y entre peu-à-peu, et qu'à chaque pouce d'eau on éprouve une nouvelle sensation désagréable ; l'effet de la première impression sera égale sur tout le corps, et les fluides ne seront pas refoulés des extrémités inférieures vers les parties supérieures. Un grand avantage de cette méthode, c'est que tout est fini plutôt.

La douche (*Shower Bath*) que j'ai fait établir à Pyrmont, d'après la construction Angloise, a, sous beaucoup de rapports, de très-grands avantages sur les autres espèces de bains froids : l'eau tombe rapidement, sous la forme d'une pluie violente, sur les personnes nues ; ainsi les trois règles établies ci-dessus sont parfaitement observées. Le bain est court, la tête est mouillée la première, et l'eau est portée sur tout le corps avec la plus grande vitesse.

4. On ne peut pas géneralement désigner quel est le degré de froid convenable, pour les bains, mais on doit le faire dans chaque cas particulier. On a à choisir entre 33 et 65 degrés de Fahrenheit; mais je ne conseillerai jamais un bain entier au-dessous de 45 degrés. Pour des bains partiels, souvent l'eau ne peut pas être assez froide. J'ai employé quelquefois la glace, et pour augmenter le froid, j'y ai fait ajouter du sel ammoniac.

5. La situation du corps avant le bain, par rapport à la chaleur et au mouvement, n'est pas une chose indifférente. Il ne faut jamais être échauffé en entrant dans l'eau froide, cette règle de précaution est de rigueur. Entrer dans un bain froid, tandis qu'on est en sueur, c'est s'exposer aux suites les plus dangereuses. C'est également une erreur de croire qu'on doive y entrer après un long repos; il vaut beaucoup mieux faire un peu de mouvement auparavant. Ce précepte est fondé sur d'excellentes raisons, et les Anglois le suivent; aussi ont-ils été très-satisfaits de voir que le bain à plonger étoit éloigné de quelques minutes de Pyrmont, parce que cette petite promenade leur faisoit faire un peu de mouvement. Le bain froid agit avec trop d'énergie sur un corps dans le plus grand repos. Quelque réaction du jeu dans les organes, et un

peu plus d'activité dans la circulation, doivent agir en opposition et modérer son action. Un trop grand repos, avant le bain froid, lorsque d'ailleurs on n'est pas d'une grande vigueur, met à-peu-près dans le cas d'une constitution trop foible ; le bain est suivi de froid, d'un sentiment d'incommodité et d'oppression, et il en résulte encore plus de mal que du grand repos après. J'ai cru m'appercevoir que les enfans qu'on tire de l'état du repos le plus entier pour les baigner dans l'eau froide, et auxquels on ne fait prendre aucun mouvement un peu prononcé, après le bain, restent pâles, et n'ont pas la vivacité qu'ils devroient avoir.

Je désire que l'on conçoive bien ce que j'ai dit, et qu'au lieu de prendre un mouvement modéré, on n'aille pas s'échauffer, soit à cheval, soit en gravissant des montagnes, pour ensuite se jeter dans un bain froid et y trouver la mort.

6. Pour le bain froid, comme pour tous les autres, le matin est le tems le plus favorable : si l'on ne doit pas s'exposer à la compression de l'eau, dans un bain tiède, après un repas copieux, à plus forte raison, faut-il en craindre les effets dans un bain froid, où la contraction des parties externes augmente, à un point extraordinaire, le refoulement sur les parties internes. Je ne prétends pas cependant dire qu'on ne puisse prendre un petit déjeûner avant le bain froid. On peut aussi se baigner dans des

rivières, vers le soir, et lorsque la digestion du dîner est faite. C'est le moment où l'eau est le plus échauffée par le soleil de toute la journée.

7. Il y a peu de choses à dire sur la conduite à tenir dans le bain froid, puisqu'il doit être extrêmement court. Si l'on veut y rester plus long-tems, il faut au moins y faire du mouvement, en augmentant le jeu des muscles et la circulation. On combat, de la manière la plus avantageuse, l'impression du froid, et on rappelle le sang vers les parties extérieures : c'est pour cela qu'il y a moins d'inconvénient à craindre d'une longue natation, que d'un simple bain d'eau froide.

8. Dans les maisons de bains, il y a trois sortes de bains froids, 1°. le bain ordinaire, où l'on ne peut entrer, plus commodément, que les jambes les premières ; 2°. le bain à plonger, plus vaste et plus profond, et dans lequel on se jette la tête la première ; 3°. la douche : on connoît mon opinion sur ces différentes sortes de bains.

Lorsque la douche est disposée de manière à ce qu'on puisse répéter le jet de l'eau successivement, et avec une force égale (comme je ne doute pas qu'on ne puisse y parvenir) elle est, dans un grand nombre de cas, préférable aux autres bains. Quant aux personnes qui doivent un peu plus long-tems rester exposées au froid, il vaut mieux qu'elles entrent dans l'eau. Les Allemands craintifs, et sur-tout peu habi-

tués

tués à l'eau et aux bains, se décident, avec peine, à entrer dans un bain, autrement que les jambes les premières.

9. Il y a peu de règles à observer après le bain froid ; dès qu'on en sort, il faut se faire essuyer et frotter fortement et vite, avec un linge bien sec et non chauffé. Le mieux est d'employer deux personnes à cet ouvrage ; l'une essuie et frotte devant, tandis que l'autre en fait autant derrière. On s'habille ensuite, et l'on va à l'air, et sur-tout au soleil, ou bien on monte à cheval, si le tems le permet. Si les circonstances exigent qu'on reste chez soi, il faut faire du mouvement, et ne pas s'asseoir tout de suite, pour lire ou écrire. L'exercice à l'air libre est toujours nécessaire après le bain froid, mais il faut éviter de provoquer la sueur.

Se mettre au lit après le bain froid, comme le conseille Baldini, est, dans la plupart des cas, directement opposé au but du remède.

10. Il n'est presque pas nécessaire d'observer que le bain frais, se rapprochant davantage du bain tiède, exige moins de précautions que le bain froid, qu'on peut y rester plus long-tems, qu'on ne doit jamais commencer le bain à un degré de froid trop considérable, quand on n'y est pas habitué ; mais qu'il faut d'abord que le

T

bain soit frais, même à-peu-près tiède, quand celui qui en fait usage est très-irritable. Aucun médecin instruit et prudent n'ignore cela.

FIN.

TABLE DES MATIÈRES.

FIN DE LA TABLE.